U0663207

课程双创系列教材

总主编　盛振文　王洪才

KECHENG SHUANGCHUANG XILIE JIAOCAI

康复治疗学专业
五育融合课程双创教学指南

主编　张　淼

中国财经出版传媒集团

经济科学出版社
Economic Science Press

图书在版编目（CIP）数据

康复治疗学专业五育融合课程双创教学指南/张淼
主编 . -- 北京：经济科学出版社，2023.1（2025.8 重印）
课程双创系列教材
ISBN 978 - 7 - 5218 - 3556 - 4

Ⅰ.①康…　Ⅱ.①张…　Ⅲ.①康复医学 - 课程建设 -
教学研究 - 高等学校　Ⅳ.①R49

中国版本图书馆 CIP 数据核字（2022）第 053362 号

责任编辑：郎　晶
责任校对：王苗苗
责任印制：范　艳

康复治疗学专业五育融合课程双创教学指南

主编　张　淼

经济科学出版社出版、发行　新华书店经销
社址：北京市海淀区阜成路甲 28 号　邮编：100142
总编部电话：010 - 88191217　发行部电话：010 - 88191522
网址：www. esp. com. cn
电子邮箱：esp@ esp. com. cn
天猫网店：经济科学出版社旗舰店
网址：http：//jjkxcbs. tmall. com
北京季蜂印刷有限公司印装
710×1000　16 开　14 印张　230000 字
2023 年 1 月第 1 版　2025 年 8 月第 2 次印刷
ISBN 978 - 7 - 5218 - 3556 - 4　定价：42.00 元
（图书出现印装问题，本社负责调换。电话：010 - 88191510）
（版权所有　侵权必究　打击盗版　举报热线：010 - 88191661
QQ：2242791300　营销中心电话：010 - 88191537
电子邮箱：dbts@ esp. com. cn）

课程双创系列教材编写委员会

顾　　问：钟秉林　刘献君　袁振国　别敦荣

总 主 编：盛振文　王洪才

委　　员（按姓氏笔画排序）：

丁祥政（山东协和学院）　　　王兴元（山东大学）

王洪才（厦门大学）　　　　　王桂云（山东协和学院）

孔令桂（山东协和学院）　　　朱　辉（山东协和学院）

李风燕（山东协和学院）　　　李　建（山东协和学院）

杨震宁（对外经济贸易大学）　杨德林（清华大学）

宋文燕（北京航空航天大学）　陈向东（北京航空航天大学）

胡恒基（山东协和学院）　　　夏恩君（北京理工大学）

徐向艺（山东大学）　　　　　徐会吉（山东协和学院）

盛振文（山东协和学院）

课程双创系列教材

康复治疗学专业五育融合
课程双创教学指南

主　编　张　淼

副主编　曲媛媛　程　敏

编　委（按姓氏笔画排序）

于慧萍　马浩胜　田利华　申　鑫　刘　雪

孙　琦　杨亚男　李　越　吴国风　张　凯

张　强　和　静　赵　娜　徐立峰　黄坤易

程海清

序

创新是引领发展的第一动力。党的十八大作出了实施创新驱动发展战略的重大部署，新技术、新成果加速转化，新模式、新业态不断涌现，创新千帆竞发，有力地引领着中国经济航船破浪前行。坚持创新驱动实质是人才驱动，高等学校作为人才培养的重要阵地，肩负着培养创新型人才的重任。

高等学校开展创新创业教育，培养创新创业人才，为经济社会发展提供高素质人力资源，是落实创新驱动发展战略的重要举措。高等教育的根本价值不在于获得多少知识，应该表现在对人的创造潜能的激发上，而创新创业教育就是以培养人的创造力为中心的教育，目标就是发现每个人的个性潜能并创造条件使之得到最大限度的发挥，既有效保障高等教育人才培养质量，又能满足社会对创新创业人才的需求，可以说开展创新创业教育正逢其时。近年来高等学校深化创新创业教育改革实践证明，开展创新创业教育对提高高等教育质量、促进学生全面发展、推动毕业生创业就业、服务国家现代化建设发挥了重要作用。

山东协和学院作为创新创业教育的坚定践行者，自 2012 年起，以"五育并举"理念为引领，以双创教育改革升级为引擎，确立了"五育深度融合双创教育、双创教育升级助推应用型人才培养"的改革思路，全面推进创新创业教育改革，致力于培养"信念坚定、基础扎实、能力突出、敢闯会创"的应用型人才。学校强化五育与双创教育的深度融合，出台《五育融合创新创业教育实施意见》，挖掘五育中的双创教育元素，突出以德领创、以智强能、以体固本、以美启新、以劳笃行，构建了"5 维 20 条"的双创教育指标体系。学校坚持双创教育面向全体学生、引导全体教师参与、融入人才培养全过程的原则，依据"5 维 20 条"指标，深入推进课程、项目、竞赛、孵化"四维升级"，实现了双创教育覆盖全部专业、全部课程、全体教师和全体学生的"四全覆盖"，打造了创新创业教育的新升级版，体现了双创教育从小众到大众、从分离到融合、从封闭到开放的提升，推动了人才培养模式和教育教学形态的变革。

课程是人才培养的基本单元，是创新创业教育改革升级的基点，如何挖掘和充实所有课程的创新创业教育元素和资源、在传授知识过程中加强创新创业教育是一个重要课题，也是亟待解决的难题。山东协和学院在创新创业教育改革过程中首次提出"课程双创"，推动双创教育由传统的"双创课程"单向承载"课程双创"全面驱动升级，围绕"全课程贯穿双创教育、全过程融入双创元素、全流程创新教学方式"进行了卓有成效的探索，并将研究和实践成果凝练固化，汇编成这套课程双创系列教材。

这套教材按照"宏观设计—中观细化—微观落地"的系统化思路编写。学校从宏观层面进行设计，强化德智体美劳五育与创新创业教育的深度融合，提出了"5维20条"指标体系，为各学科专业开展创新创业教育提供了根本依据；专业层面根据专业定位，从五育维度及每个维度下的二级指标点整体设计专业教学方案；课程层面则从教学实践的角度，根据课程性质和作用，对教学内容、教学方法以及考核评价等方面进行具体设计。这样，学校、专业、课程层层深入、环环相扣，共同形成一个有机整体，这也是每本教材的三个组成部分。

系列教材以"指南"命名，意在从理论原则、教学实践、考核评价的教学全程为一线教师提供可参考借鉴的范例。同时，这套教材根据不同专业课程特点，丰富教学资源、整合教学内容、创新教学方式方法，对激发学生的学习兴趣，调动学生学习积极性、主动性、创造性，培养学生创新精神、创业意识和双创能力，提供了成功的经验、思路和方法。

创新无止境，创新创业教育教学没有固定的模式，需要广大教师在教学实践中不断研究探讨、总结提升，为系列教材的完善与修正提供参考。

是为序。

2022 年 4 月 7 日

《康复治疗学专业五育融合课程双创教学指南》 简介与使用说明

　　《康复治疗学专业五育融合课程双创教学指南》（以下简称《教学指南》）围绕山东协和学院双创教育要求，从康复治疗学专业"五育融合"双创教育教学要点及实施建议、专业课程知识中的双创元素发掘、教学实施建议与考核评价各个层面为全国开设康复治疗学专业的高校一线教师提供参考。同时，希望为康复治疗学专业进行创新创业教学的教师提供生动的专业案例用于课堂教学及教学研究。此外，本《教学指南》所构建的"五育融合"创新创业教育教学体系以及具体课程中的双创元素与实施策略也可为其他医学技术类专业提供参考。

　　本《教学指南》由"《教学指南》简介与使用说明""'五育并举'创新创业教育教学实施意见"、"康复治疗学专业'五育融合'课程双创教学方案"与"课程'五育融合'创新创业教育教学设计"组成。其中"《教学指南》简介与使用说明"为读者阅读与使用本书提供了编者的意见。"'五育并举'创新创业教育教学实施意见"为康复治疗学专业各课程的创新创业教育教学构建了理论框架，提供了教学原则与基本教学方法。"康复治疗学专业'五育融合'课程双创教学方案"则是在学校双创建设要求下根据康复治疗学专业特点对二级指标进行部分调整，并诠释其内容要点，给出实施建议。"课程'五育融合'创新创业教育教学设计"则提供了八门康复治疗学核心课程的创新创业教育教学设计，从双创要素、教学素材、实施建议及考核评价方面为广大一线教师的双创设计及实际教学提供参考。

　　然而，本书所提供的双创元素与素材有限，实施建议及考核方案仅供参考。由于编者水平有限，本书难免出现疏漏甚至谬误，在相关知识点的双创元素分析与实施建议中也难免存在不足之处，诚望广大读者和专家给予批评指正。

目 录
CONTENTS

总　论

第一章

"五育并举"创新创业教育教学实施意见

为贯彻落实国务院《关于推动创新创业高质量发展打造"双创"升级版的意见》，深入推进创新创业教育改革，切实提高人才培养质量，提出以下实施意见。

一、指导思想

以习近平新时代中国特色社会主义思想为指导，全面贯彻党的教育方针，落实立德树人根本任务，围绕学校人才培养定位，依托专业，德智体美劳"五育并举"，打造双创教育升级版，进一步提升学生的创新精神、创业意识和创新创业能力，培养德智体美劳全面发展的社会主义事业建设者和接班人。

二、总体目标

进一步深化创新创业教育改革，依托专业，建立"五育并举"创新创业教育内容体系，完善人才培养实施建议，使"五育并举"创新创业教育理念达成广泛共识，课程知识与"五育"中创新创业元素深度融合，课程"五育并举"创新创业教育实施路径建立健全，德智体美劳育人成效进一步提高，人才培养质量显著提升，学生的创新精神、创业意识和创新创业能力明显增强。

三、基本原则

——把握育人导向。将"五育并举"创新创业教育作为立德树人的重要载体，坚持德育为先，教育引导学生爱党、爱国、爱人民、爱社会主义；坚持德智体美劳全面发展，为学生终身发展奠定基础。

——坚持改革创新。建立"五育并举"创新创业教育内容体系，完善"五育并举"创新创业教育实施路径，加强分类指导，鼓励特色育人，深化课堂革命与学习革命，形成独具学科专业特色的"五育并举"创新创业教育育人模式。

——强化综合实施。加强学校统筹，拓展"五育并举"创新创业教育实施路径，整合第一课堂与第二课堂，在通识课程、专业课程、实习实训课程、创新创业课程以及各类课内外活动中，深度融合"五育并举"创新创业教育内容，提升综合育人成效。

四、实施意见

（一）德育方面

德育主要是对学生进行政治、思想、道德、法制、心理健康教育。在实施德育过程中，把理想信念教育、爱国主义教育和基本素质教育贯穿始终，融入创新创业教育，引导学生树立中国特色社会主义的共同理想和坚定信念，树立报效祖国、服务人民的思想，培养学生的家国情怀、社会责任、诚信品质和敬业精神，强化创新创业的意识、坚韧不拔的意志和艰苦奋斗的精神，重点解决创新创业方向问题。

（二）智育方面

智育主要是对学生进行基本知识、基本技能、基本能力教育。在实施智育教育过程中，提高大学生的科学素质、人文素养、专业水平和实践能力，挖掘学科专业中的创新创业元素，促进学生独立思考，激发学生锐意进取，培养学生的专业知识、专业技能、专业素养和双创素质，重点解决创新创业能力问题。

（三）体育方面

体育是以服务学生全面发展、增强综合素质为目标，以发展体力、增强体质、磨炼意志为主要任务的教育。在实施体育教育过程中，融入创新创业教育，养成坚持锻炼身体的良好习惯，增强体质、健全人格、锤炼意志。在体育活动中，培养坚强意志、拼搏精神、协作精神、竞争意识，重点解决创新创业意志和精神问题。

（四）美育方面

美育是审美教育、情操教育、心灵教育，也是丰富想象力和培养创新意识的教育。在实施美育教育过程中，弘扬中华美育精神，融入创新创业教育，坚持以美育人、以美化人、陶冶情操、温润心灵，引导学生树立正确的审美观和艺术观，培养学生审美素养、人文素养、艺术素养、文化创意，重点解决激发创新灵感和创造活力的问题。

（五）劳育方面

劳育是发挥劳动的育人功能，对学生进行热爱劳动、热爱劳动人民的教育活动。在实施劳动教育过程中，引导学生树立正确的劳动价值观，崇尚劳动、尊重劳动、勤勤恳恳、任劳任怨。围绕创新创业，结合学科和专业积极开展实习实训、专业服务、社会实践、勤工助学等，弘扬劳动精神、劳模精神、工匠精神、创造精神，重点解决提升创新创业精神和实践能力的问题。

五、保障措施

（一）加强组织领导

建立健全校院两级"五育并举"创新创业教育领导机制和工作运行机制，加强对"五育并举"创新创业教育工作的整体谋划、顶层设计、方案制定、统筹协调，形成由教务处牵头，相关部门联动、院系落实推进、自身特色鲜明的"五育并举"创新创业教育工作格局。

（二）落实经费保障

加强政策协调配套，加大教学经费投入，支持深入推进"五育并举"

创新创业教育教学改革。结合学校实际和建设计划，整合各类资源，争取企业、行业、科技园区等对学校"五育并举"创新创业教育的支持。

（三）强化考核评价

建立健全"五育并举"创新创业教育教学成效评价机制，发布《"五育并举"大学生创新创业指数综合测评办法》，通过学生创新创业指数分析，总结创新创业教育改革工作取得的成绩和存在的不足，建立创新创业教育持续改进机制，提高学校创新创业教育质量。

创新创业教育教学指标内涵及实施建议如表 1–1 所示。

表 1–1　　　　　　　创新创业教育教学指标内涵及实施建议

一级指标	二级指标	指标内涵	实施建议
1. 德育	1.1 家国情怀	家国情怀是一个人对自己国家和人民所表现出来的深情大爱，是对国家富强、人民幸福所展现出来的理想，是把爱国与爱家统一起来，为中华民族大家庭做贡献的追求。 适应国家创新驱动发展战略，通过专业教育和双创教育有机融合，教育学生学好学业，立志创业，干好事业，报效祖国，服务人民	挖掘整理与双创教育有关的家国情怀内容，主要包括： 一是新中国成立以来本学科专业领域取得的巨大成就； 二是与本学科专业相关的爱国敬业、敢于创新，为民族做出突出贡献的典型人物和事例，如钱学森、袁隆平、屠呦呦、王选等； 三是"大众创新，万众创业"中涌现出的大国工匠、先进人物、劳动模范、优秀校友等代表人物事迹，教育学生树立为祖国强盛、民族振兴而积极双创的意识
	1.2 法治意识	法治意识是发自内心地崇尚法律、敬畏法律、了解法律、掌握法律的思想、观念和态度。 引导学生认同中国特色社会主义法治体系，养成良好的法治意识和法律思维习惯，自觉遵守法律法规。在掌握所学专业基本知识技能的同时，了解并掌握相关行业法律法规，解决在创新创业中遇到的法律问题	挖掘整理与双创教育有关的法律法规内容，主要包括： 一是中国特色社会主义法治体系相关内容； 二是与本学科专业相关的法律法规； 三是双创实践活动相关的法律法规，如税务、融资、知识产权、股权等相关业务方面的法律法规；双创涉法典型案例，如依法创业成功、违法创业失败等，教育学生在创新创业中尊法、守法、用法

续表

一级指标	二级指标	指标内涵	实施建议
1. 德育	1.3 职业道德	职业道德是指从事一定职业的人在职业生活中应当遵循的具有职业特征的道德规范和行为准则。 教育学生树立正确的择业观和创业观，养成爱岗敬业、诚实守信、勇于担当、乐于奉献的良好品质	挖掘整理与双创教育有关的职业道德内容，主要包括： 一是学科专业和行业领域的道德规范和行为准则； 二是双创实践活动相关的道德规范和行为准则； 三是双创相关典型案例，如坚守职业道德双创成功、违反职业道德双创失败等，引导学生深刻理解并自觉实践职业精神和职业规范进而勇于创新创业
	1.4 敬业精神	敬业精神是对从事职业的极端热爱和对工作极端负责的道德操守和职业态度。 引导学生追求崇高的职业理想，增强责任感、事业心，培养其恪尽职守、精益求精的工作态度，具有勤勤恳恳、兢兢业业的奋斗精神	挖掘整理与双创教育有关的敬业精神内容，主要包括： 一是教师遵守师德、敬业爱岗、教书育人、为人师表、言传身教，培养学生的敬业精神； 二是本学科专业涉及的典型人物的敬业模范事迹等； 三是双创实践活动中典型人物的敬业模范事迹等，引导学生深刻理解并自觉培育敬业精神，进而乐于创新创业
2. 智育	2.1 专业素养	专业素养是指一个人对专业基本知识、基本理论、基本技能理解的深度和掌握、运用的程度，是人综合素养的基石。 在具备专业素养的基础上，关注经济社会发展趋势，具备拓展职业范围、开辟工作岗位、从事创新创业实践的素质和能力	结合专业人才培养要求和课程特点，主要包括： 一是开展课堂革命，实施启发式、讨论式、探究式、参与式教学，夯实专业基础知识； 二是开展学习革命，引导学生自主学习、合作学习、探究学习，掌握专业基本理论，了解国际前沿学术发展、最新研究成果； 三是实施专创融合，通过各类科技竞赛、创业大赛，提高学生运用基本技能开展创新创业的能力
	2.2 创新精神	创新精神是保持锐意进取的激情，不断探索新思想、新理念、新理论、新做法、新技术的精神追求。 培养学生综合运用已有的知识、技能和方法，激发好奇心、想象力，形成创新思维，挖掘自身潜能，探索未知世界	结合专业人才培养要求和课程特点，主要包括： 一是改革教学方式方法，培养学生的批判性思维、创造性思维，激发学生创新创业灵感； 二是学习相关学科领域、行业企业领域典型的创新创业事迹，增强学生创新意识和创新信念； 三是在创新创业过程中，培养学生克服困难、不怕挫折，敢闯会干的创新精神

一级指标	二级指标	指标内涵	实施建议
2. 智育	2.3 创业意识	创业意识是指在理论学习和社会实践活动中形成的，对开辟新工作岗位产生的动机、兴趣、好奇心、想象力、洞察力、自信心等精神要素的总和。 围绕所学专业，培养学生的创业思维，增强学生适应经济社会发展创业的意识，包括市场意识、商机意识、成本意识、风险意识、转化意识等	结合专业人才培养要求和课程特点，主要包括： 一是优化课程体系，开设专门的创新创业课程，帮助学生理解创业含义，建立正确的创业理念； 二是组织创新创业意识宣讲会，组织学生到创业企业、孵化基地、科技园等参观学习，邀请相关领域创业成功者、企业家作报告，营造创业氛围，增强学生创业思维； 三是组织学生参与各种创业活动，如创业沙盘、项目路演，参加科技创新团队、文化创意团队，培养学生创业意识
	2.4 双创能力	双创能力即创新能力和创业能力，是创新创业人才的核心素质。 将创新创业教育融入专业教育教学全过程，使学生具备专业能力的同时具备创新创业能力	结合专业人才培养要求和课程特点，主要包括： 一是加强学生专业能力，建立双创实践教学体系，开放实践教学平台，如实验室、创业园、孵化基地等，积极组织学生参与课题研究、项目实验，孵化创业项目，培养学生双创能力； 二是建立双创竞赛体系，引导学生参加各级各类创新创业训练计划项目、创新创业大赛以及科技创新、创意设计、创业计划等专题竞赛，强化学生双创能力； 三是建立指导帮扶体系，组建双创导师团队，开展学业全程指导、职业规划全程指导、创业全程指导，实施学业跟踪帮扶、创业强化帮扶、孵化精准帮扶，持续提升学生双创能力
3. 体育	3.1 拼搏精神	拼搏精神是实现一定的理想和目标，不怕困难、百折不挠、勇往直前，不达目的誓不罢休的精神品质。 通过各种体育活动和赛事，培养学生闯字挂帅、敢字当头、勇字当先、实字托底的拼搏精神	挖掘整理与双创教育有关的拼搏精神内容： 一是体育教学与专业人才培养相结合，调整优化体育教学内容，引导学生养成不怕困难、勇往直前的精神品质； 二是成立各类体育项目俱乐部，开展丰富多彩的体育活动，锻炼学生百折不挠、不达目的不罢休的精神品质； 三是组织学生积极参与各级各类体育竞赛，增强学生敢于争先、追求卓越的精神品质

一级指标	二级指标	指标内涵	实施建议
3. 体育	3.2 协作精神	协作精神是团队成员为实现团队目标、相互配合、相互协作、万众一心、共同奋进的精神风貌。引导学生在丰富多彩的体育活动中，相互帮助、相互关心、相互爱护、相互学习、相互促进，形成利益共同体、情感共同体、事业共同体	挖掘整理与双创教育有关的协作精神内容：一是体育教学与专业人才培养相结合，培养学生团队意识；二是成立各类体育俱乐部，培养学生分工协作、相互配合，形成整体合力；三是通过组织学生参加各类体育赛事，培养学生集体荣誉感
	3.3 规则意识	规则意识是坚持规则至上，按照法律法规和规章制度思考问题、履行职责的思想观念。通过参加各种体育活动，增强规则意识，养成在创业活动中自觉遵守各行各业规则的习惯，做到不违规，不违章	挖掘整理与双创教育有关的规则意识内容：一是通过体育理论教学，结合专业人才培养，讲清各级各类体育竞赛规则，培养学生守规、守纪的思想；二是通过体育实践教学，组织学生参加各类体育活动，养成遵守规则的观念；三是通过参加体育竞赛，引导学生养成尊重裁判、尊重对手的规则意识
	3.4 竞争意识	竞争意识是在道德、规则、法律的范围内，整合资源，发挥优势，战胜对手的心理状态。引导学生强化竞争意识，鼓励公平竞争、合理竞争、合法竞争、合规竞争，通过竞争培育敢为人先、争创一流的意识	挖掘整理与双创教育有关的竞争意识内容：一是在体育课程教学中，结合专业人才培养，讲清依规竞争，培育学生竞争意识；二是成立各类体育俱乐部，开展丰富多彩的体育活动，引导学生养成竞争意识；三是在体育比赛中，强化学生竞争意识
4. 美育	4.1 审美素养	审美素养是在学习、工作、生活中体现出的审美体验、审美情趣、审美能力。通过课堂传授美、实践体验美、生活感知美、环境营造美，提升学生的审美意识、审美能力，塑造心灵美、语言美、行为美、学科美、专业美、课程美、知识美，在创新创业实践活动中善于发现美和创造美	挖掘整理与双创教育有关的审美素养内容：一是结合专业人才培养，挖掘专业中美育元素，实施案例教学；二是组织开展丰富多彩的文化艺术活动；三是组织开展学科专业技能竞赛。通过以上活动，深化审美体验，培养审美情趣，提升审美能力

一级指标	二级指标	指标内涵	实施建议
4. 美育	4.2 人文素养	人文素养是以人为对象、以人为中心的内在品质。主张以人为本,重视人的价值,尊重人的尊严和权利,关怀人的现实生活,追求人的自由的精神、解放的思想和行为。 在美育中,秉持以人为本的理念,体现人文关怀,教育学生目中有人、口中有德、心中有爱、行中有善,营造鼓励创新、激励创业、褒奖成功、宽容失败的氛围	挖掘整理与双创教育有关的人文素养内容: 一是结合专业人才培养,挖掘人文素养中的双创元素,实施案例教学; 二是组织参观与专业相关的场景、成果等; 三是组织开展与专业相关的科技创新、文化创意等竞赛活动。 通过以上活动,感受人文情怀,感知人文美,感悟人文理念
	4.3 艺术素养	艺术素养是人对艺术的兴趣爱好、感受体验、鉴赏评价、展现展示和能动创造的意识、能力。 引导学生在掌握专业基础知识和基本技能的同时,提升艺术爱好、艺术理解、审美感知、艺术表现、创意实践等核心素养,帮助学生形成艺术专项特长,具备艺术创意、创造能力	挖掘整理与双创教育有关的艺术素养内容: 一是开设公共艺术课,结合专业人才培养要求,挖掘专业中蕴含的艺术元素,实施案例教学,提升学生艺术素养; 二是组织参观博物馆、美术馆、艺术馆,观赏艺术表演,提升学生的审美情趣和创造能力;发挥学生社团作用,组建兴趣小组,组织文艺汇演、作品展示,帮助学生形成专项艺术特长; 三是结合专业特点和教学内容,组织学生参加艺术设计大赛,收集鉴赏与专业课程相关的艺术作品,培养学生的艺术涵养
	4.4 文化创意	文化创意是以学科知识为基础,融合多元文化,整合相关学科而产生的创造意念和成果。 校内学科专业融合,校外行业企业融合,通过校内校外文化融合,培养学生的求同存异思维,提升学生创意、创新和创业能力	挖掘整理与双创教育有关的文化创意内容: 一是结合专业特点和教学内容,收集品鉴与专业课程相关的文化作品,激发学生文化创造意识; 二是考察企业行业文化特色和优秀产品,提升学生文化创意水平; 三是融合多元文化,组织学生参加各类创意设计大赛,拓展学生文化创新思维
5. 劳育	5.1 劳动精神	劳动精神是在劳动过程中形成的崇尚劳动、热爱劳动、辛勤劳动、诚实劳动的精神风貌。 通过劳动教育,使学生形成马克思主义劳动观,牢固树立劳动最光荣、最崇高、最伟大、最美丽的观念,培养勤俭奋斗、创新创业、甘于奉献的精神	挖掘整理与双创教育有关的劳动精神内容: 一是设置劳动教育课程,强化劳动教学,培养学生的劳动观念; 二是结合实验、实训、实习和社会实践,开展各类劳动实践活动,培育学生的劳动品质; 三是围绕创新创业,通过组织开展服务性、竞赛性劳动实践活动,树立正确的择业观、就业观、创业观

续表

一级指标	二级指标	指标内涵	实施建议
5. 劳育	5.2 劳模精神	劳模精神是"爱岗敬业、争创一流，艰苦奋斗、勇于创新，淡泊名利、甘于奉献"的精神。 通过劳动教育，引导学生树立崇尚劳动的思想，养成劳动习惯，自觉以劳模为榜样，敢为人先、锐意进取、开拓创新	挖掘整理与双创教育有关的劳模精神内容： 一是学习劳模，收集整理反映劳动先进人物事迹和精神的影视资料，广泛宣传劳模精神； 二是组织创新创业领域中劳动榜样人物进校园活动，如"劳模大讲堂"、优秀创新创业者报告会等，面对面学习劳模精神； 三是指导学生从榜样的具体事迹中领悟他们的高尚精神和优良品质，在创新创业劳动实践中努力向榜样看齐，践行劳模精神
	5.3 工匠精神	工匠精神是"执着专注、精益求精、一丝不苟、追求卓越"的精神。 通过劳动教育，引导学生不仅要把工作当成职业，更要把工作当成事业，提高职业技能，精益求精，创新创造，把工作做到极致	挖掘整理与双创教育有关的工匠精神内容： 一是运用专业领域工匠事迹，开展案例教学，引导学生感悟工匠精神； 二是组织开展能工巧匠进校园活动，聆听工匠事迹，培养学生不断探索、精益求精的劳动态度； 三是通过实习实训、专业服务、社会实践等活动，把工作当事业，践行工匠精神
	5.4 创造精神	创造精神是辛勤劳作、精炼工艺、敢为人先、勇于创新的精神。 通过劳动教育，培养学生创新意识、创新思维，发扬创造精神，重视对新知识、新技术、新工艺、新方法的应用，在实践中善于发现问题，创造性地解决问题	挖掘整理与双创教育有关的创造精神内容： 一是开设劳动课程，引导学生领会劳动创造世界的道理，培育劳动创造意识；在专业课教学中，重视对本专业领域的新知识、新技术、新工艺、新方法的融入与应用，引导学生创新创造； 二是组织实习实训等实践活动，引导学生理论与实践相结合，提高综合创新素质； 三是组织开展各类学科技能竞赛，引导学生学习新知识，钻研新技术，运用新方法，创造新工艺，取得新成果

第二章

康复治疗学专业"五育融合"课程双创教学方案

一、专业基本概况

康复治疗学专业以基础医学、康复医学等为基础，主要研究康复评定、康复治疗、预防保健方面的基本知识和技术，是一门医学技术学科，具有很强的实践性和应用性。

本专业面向医药卫生事业，依托专业，德智体美劳"五育融合"，打造双创教育升级版，培养掌握康复治疗学科的基本原理和基本知识，具备康复治疗学学科基础知识、专业理论、知识和技能，具有学习能力、实践能力和创新创业能力，能在各级医疗机构、康养机构以及与康复相关的各级各类企事业单位从事物理治疗、作业治疗、言语治疗等方面工作的德智体美劳全面发展的高素质应用型人才。

二、康复治疗学专业"五育融合"双创教育核心内容

为实现创新精神、创业意识和创新创业能力的双创教育目标，结合专业培养定位，根据学校"五育融合"双创教育实施意见，本专业的教育教学活动包含以下五个方面内容。

（一）德育方面

在康复治疗学专业实施德育过程中，挖掘整理与双创教育有关的内

容，包括家国情怀、社会责任、诚信品质和敬业精神。引导学生确立中国特色社会主义的共同理想并使其坚定信念，树立报效祖国、服务人民的思想；学生能够承担康复治疗师的社会责任，遵循医学伦理规范；培养良好的医德医风，以推动康养行业的健康发展；培养爱岗敬业、创新创优的奋斗精神。

（二）智育方面

在康复治疗学专业实施智育过程中，挖掘整理与双创教育有关的内容，包括专业知识、专业技能、专业素养和双创素质。掌握解决康复治疗工程问题所需的数学知识、自然科学知识、专业基本理论和基本知识；了解行业发展需求和临床岗位需求，提升学生适应经济社会发展的专业技能；熟练掌握康复治疗学专业基本原理和基本知识，运用创新思维方式发现、解决实际临床中较复杂的问题；以专业教育与创新创业教育深入融合为重点，让学生能综合运用已知的知识、技能和方法开展创新创业活动。

（三）体育方面

在康复治疗学专业实施体育过程中，挖掘整理与双创教育有关的内容，包括坚强意志、拼搏精神、协作精神和竞争意识。根据康复治疗学专业特点，举办各种体育活动，使学生坚定信心、永不言败，具有坚韧不拔的顽强意志；培养学生不怕困难、百折不挠、勇往直前的精神品质；使其形成团队协作、相互配合、共同奋进的精神风貌；让学生树立奋力拼搏、勇往直前、不甘落后的竞争意识。

（四）美育方面

在康复治疗学专业实施美育过程中，挖掘整理与双创教育有关的内容，包括审美素养、人文素养、艺术素养和文化创意。培养学生的审美洞察力、审美鉴别力、审美欣赏力，进而激发学生创新创造。在专业教学过程中，通过3D打印辅具、作业治疗环境设计等教学内容，引导学生发现康复辅具和康复治疗过程中的形式美、均衡美、动态美、色彩美、和谐美及创新美，培养学生的艺术涵养。双创导师指导学生参加"创青春""挑战杯""互联网+"、康复辅具创新大赛等创新创业设计比赛，培养学生的探究、发现和创新能力，激发学生的文化创新创造意识。

（五）劳育方面

在康复治疗学专业实施劳育过程中，挖掘整理与双创教育有关的内容，包括劳动精神、劳模精神、工匠精神和创造精神。通过实习实训、专业服务、社会实践等活动，校内外指导教师引导学生把工作当职业，把工作当事业，干一行、爱一行、钻一行、精一行，践行工匠精神。双创导师指导学生参加康复辅具创新大赛、康复创新大赛等学科技能竞赛，鼓励学生采用新技术新方法解决康复效果问题，激发学生医工结合的想象与创造力。

三、康复治疗学专业"五育融合"双创教育教学要点

康复治疗学专业"五育融合"双创教育教学要点见表2-1。

表2-1　　　　　　康复治疗学专业"五育融合"双创教育教学要点

一级指标	二级指标	内容要点	实施建议
1. 德育	1.1 家国情怀	引导学生确立中国特色社会主义的共同理想并坚定信念，树立报效祖国、服务人民的思想；保持中国特色社会主义理想信念，增强政治意识；激发当代大学生的爱国情怀和使命担当	明确中国特色社会主义道路的基本方向，提升民族自豪感，拥护党的领导。利用"翔宇医疗""傅利叶""好博"等医疗设备企业的发展成果，激发当代大学生的爱国情怀和使命担当。结合所学康复治疗学专业的内容，分析我国在推进康复行业的发展道路上所面临的方向、机遇与挑战，培养学生对本专业的国内外现状的主动求知欲，激发其爱国情怀，体现当代大学生的使命感与责任意识

续表

一级指标	二级指标	指标内涵	实施建议
1. 德育	1.2 社会责任	培养医学生自觉践行健康中国改革，积极投身健康中国建设。塑造康复治疗学人的工作意识，包括自我保护意识、保护他人意识、团队意识等。培养学生科学系统的思维模式和全局观念；培养学生致力于打造中国标准、中国质量的强烈的社会责任感。坚定康复强国的信念，最终提高中国康复治疗学在国际上的地位，让学生认同康复治疗学行业管理和技术创新理念，引导学生将个人的理想信念融入实现康复强国的事业当中	感悟中国特色社会主义理论发挥的重要作用。通过国产体外反搏设备、智能上下肢训练器、等速肌力测试仪等具有鲜明时代特色的重大工程以及工程背后英雄故事的讲授，引导学生了解他们在不同时代的奉献精神和时代追求。通过对"中国速度""中国质量"等标语的解读，让学生感悟青年一代献身中国特色社会主义建设的历史使命，激发学生的探索精神，使其主动担负起献身中国特色社会主义建设的历史使命，继续创造新的"中国速度""中国质量"
	1.3 诚信品质	立足所学专业，培养学生良好的诚信品质。加强康复治疗师诚信品质的构建，使其在保证康复效果的基础上，做到知情同意。要在合理情况下科学评价健康效益和代价的问题。要注重学生良好的诚信品质的培养，为实现成功创新创业提供保障	在专业教学过程中，教师通过引入"长春长生疫苗事件、曲美下架、假药门、基因编辑婴儿"等典型案例，结合康复治疗师工作过程，让学生意识到诚信品质在康复治疗行业中的重要性。 引入新思想、新文化、新技术的发展与安全治疗等对立统一的问题，引导学生遵守康复治疗学职业行为准则和职业道德规范，培养学生的责任意识、纪律意识、法律意识、法治思维。 通过主题演讲等活动，牢固树立"诚信为本、操守为重"的观念，积极引导学生在未来的工作中讲诚信、重信用，让诚信深入人心，争做诚信康复治疗师
	1.4 敬业精神	培养学生爱岗敬业、诚实守信，使其具有奉献社会的职业责任感、使命感；在康复治疗师岗位上勤勤恳恳，不断地钻研学习，一丝不苟，精益求精，不断提高技术水平和实践能力	专业教师应具有事业心、责任心，热爱本职、忠于职守、尽心尽力、尽职尽责，潜移默化地影响学生。 通过观看《生命缘》《人间世》等反映医生真实工作环境的纪录片，展现医务工作者的努力和辛苦，让学生感悟医务人员无私奉献、兢兢业业的一面。 通过临床见习、实习实践教学环节，让学生感受真实工作场景，培养其爱岗敬业、无私奉献、诚实守信、精益求精、科学严谨、开拓创新的职业精神

一级指标	二级指标	指标内涵	实施建议
2. 智育	2.1 专业知识	通过专业学习，掌握基础医学和临床医学的基本理论知识，掌握与康复治疗学相关的生物、行为、社会和临床科学等康复治疗师应具备的专业理论与知识，掌握临床常见病和多发病的临床基本知识与综合康复治疗原则及方法。在专业课程基础上最大限度地挖掘学生利用专业创新创业的能力	在课堂中引入中国康复治疗学发展相关内容和医学前辈的典型人物故事，让同学们进行学习并展开讨论，鼓励学生课下对其进行深入的剖析，领悟医学前辈们的工作作风，培养学生的自主学习能力，努力提高学生的人文素养。采用以问题为基础的教学方法，让学生自主发现问题、分析问题、解决问题，变被动学习为主动学习，在学习的过程中体验生命的伟大，树立"以患者为中心"的理念，将生命的价值与患者的健康紧密结合。 实行双导师制度，校外行业导师和校内学业导师共同指导，共同开发综合实训项目和创新创业项目，引入新技术，服务患者
	2.2 专业技能	通过综合实训项目、临床见习、临床实习等方式，让学生拥有胜任岗位职责的相关工作技能，具有一定的利用信息资源和信息技术进行自主学习与科学研究的能力，了解康复行业发展需求和临床岗位要求，适应创新科学技术的发展需求，为开展创新创业做好能力培养	以康养行业岗位需求为核心，以医工结合为特色，强化实践教学。依托学校国家级实验教学示范中心和国家级虚拟仿真实验教学中心，遵循医学教育规律，构建基础实验—专业实训—综合实训的阶梯递进式实践教学体系，并将"赛—训—练"三线贯穿人才培养全过程。 充分利用省级协同创新中心和省级青创团队，双创导师带领学生参加大学生创业训练计划项目、"互联网＋"创新创业大赛、康复创新大赛，培养学生的创业意识，使其树立创业信心、提高创业能力。 深入推进校企合作，合作育人、合作就业、合作发展，实现合作共赢，建设一批集教育、培训及研究于一体的区域共享型人才培养实践平台，形成双主体育人模式，强化学生专业技能

一级指标	二级指标	指标内涵	实施建议
2. 智育	2.3 专业素养	掌握必备的医学基础知识，并能灵活运用其解决实际问题；拥有胜任岗位职责的相关工作技能，具有一定的利用信息资源和信息技术进行自主学习与科学研究的能力；具有与康复对象、医药行业人员进行交流沟通的能力；具备对公众进行疾病预防、健康促进等知识宣传教育的能力	教师在讲授专业知识中，激励学生进行学习革命，坚持"学生中心、产出导向、持续改进"的理念，推进课堂教学革命，按照基础理论适用、专业知识针对性与实用性强的原则，"项目化"推进课程建设，全面推行翻转课堂，打造师生学习共同体。 以康养行业岗位需求为核心，以学生实践能力培养为导向，强化实践教学。依托学校国家级实验教学示范中心和国家级虚拟仿真实验教学中心，遵循医学教育规律，构建基础实验—专业实训—综合实训的阶梯递进式实践教学体系，并将"赛—训—练"三线贯穿人才培养全过程。双创导师通过鼓励学生参加康复科普创新大赛、专业技能大赛等比赛，让学生感受康复工程、康复辅具等方面的创新，激发其创新精神
	2.4 双创素质	通过康复专业学习，将创新创业教育融入教学全过程，修订人才培养方案，改革实践教学体系，强化专业知识。在强化专业知识和技能基础上，全过程培养学生的创新创业素质。康复治疗学专业存在鲜明的"技术和应用"属性，要根据市场需求与康复治疗师岗位需求以及学生具体情况进行个性化的教育管理，同时提高学生的创新创业意识，将个性发展与创新创业在教学过程中相结合	利用校内实训基地，学业导师开展学业全程指导、职业规划全程指导，实施学业跟踪帮扶等，提升学生双创素质。 教师参与优化课程体系，开设与康复工程、医工结合相关的创新创业课程，将双创教育融入康复治疗学专业教育教学全过程，挖掘和充实各类专业课程的创新创业教育资源，培养学生的双创素质。 搭建学科竞赛平台，在双创导师的指导下，参加创新创业训练计划项目，开展科技创新、创业计划等专题竞赛，对学生创业项目孵化进行帮扶，强化双创素质

一级指标	二级指标	指标内涵	实施建议
3. 体育	3.1 坚强意志	通过开设体育课程，组织各种体育活动项目和赛事，培养学生为实现目标坚定信心、永不言败，具有坚韧不拔的顽强意志。面对康复治疗学专业学习与实践过程中的挫折，要让学生具备攻坚克难的坚定意志与不屈不挠的顽强精神。要激发学生不惧困难、开拓创新的恒心与毅力	在专业教学过程中，通过引入"地震女孩"廖智等典型康复故事，引导学生树立攻坚克难、不屈不挠的意志。成立跳远、马拉松等俱乐部，体育教师和教练通过开展丰富多彩的体育活动，培养学生的坚定信念，使其具有努力锻炼的顽强精神。组织学生参加跳远、田径等竞争性赛事，在比赛克服困难、不断挑战的过程中，培养学生坚定信心、永不言败、顽强奋斗的意志。通过以上措施，锻炼学生的坚强意志，进而让学生在开拓创新的过程中磨炼坚韧不拔的毅力
	3.2 拼搏精神	通过开设体育课程，组织各种体育活动，引导学生坚持体育锻炼，克服惰性、挑战运动极限，培养学生不怕困难、百折不挠、勇往直前的精神品质，使其具备在康复治疗学工程实践中吃苦耐劳、拼搏进取的意志，激发学生运用康复治疗学专业知识和技能开展创新创业的信心和勇气	在专业教学过程中，可以利用"翔宇医疗""傅利叶""好博"等医疗设备企业的发展成果，深入分析背后的医学技术力量，采用小组讨论、案例分析、对比多企业分析的方法，培养学生不怕困难、迎难而上、奋力拼搏的精神。成立长跑、短跑、竞走等俱乐部，体育教师和教练通过开展丰富多彩的体育活动，培养学生吃苦耐劳、勇于坚持、百折不挠的精神。开展系列田径赛事，通过比赛培养学生勇敢顽强、机智果断、自强不息的品质。通过以上措施，激发学生的拼搏精神，进而激发学生开展创新创业的勇气

续表

一级指标	二级指标	指标内涵	实施建议
3. 体育	3.3 协作精神	通过组织学生参与团体性体育竞赛和活动，培养其团队协作、相互配合、共同奋进的精神风貌，使其在复杂的康复评定、治疗过程中具备团队协作精神，激发学生运用康复治疗学专业知识和技能、依靠团队力量开展协同创新	在专业教学过程中，教师通过讲解中国女排精神、中国康复医学会主办的康复比赛铂金案例，培养学生的团队意识。成立篮球、足球、排球等俱乐部，体育教师和教练通过开展丰富多彩的体育活动，培养学生分工协作、相互配合，形成整体合力。 开展系列团体性体育竞赛，打乱班级组队作战，通过比赛培养学生的集体荣誉感和协作精神。 通过以上措施，培养学生的协作精神，进而激发学生在创新创业中的合作意识
	3.4 竞争意识	通过开设体育课程、组织对抗类体育竞赛和活动，引导学生树立奋力拼搏、勇往直前、不甘落后的竞争意识，使其在康复治疗学学科竞赛中具备超越对手、争金夺银的竞争意识	在体育教学过程中，体育教师通过讲解对抗类体育项目，讲清依规竞争；在专业教学过程中，通过参加技能大赛不断训练和演练的过程，培养学生公平竞争、合法竞争意识。 成立乒乓球、羽毛球、网球等俱乐部，体育教师和教练通过开展丰富多彩的体育活动，培养学生依规竞争、合理竞争的意识。 通过以上措施，培养学生的竞争意识，进而鼓励学生参加康复科普大赛、技能创新大赛
4. 美育	4.1 审美素养	通过开设公共艺术课，挖掘康复治疗学专业中美的元素，培养学生的审美洞察力、审美鉴别力、审美欣赏力，审视康复辅具中存在的美，在设计过程中体现美、创造美，进而激发学生创新创造	在专业教学过程中，教师通过3D打印辅具、作业治疗环境设计等，引导学生发现康复辅具和康复治疗过程中的形式美、均衡美、动态美、色彩美、和谐美及创新美，培养学生良好的审美意识和审美情趣。 教师指导学生参加康复辅具设计大赛、康复创新大赛等赛事。通过对设计方案的思考和对辅具的设计优化，培养学生的创新思维和实践动手能力，实现康复效果与美观协调统一

一级指标	二级指标	指标内涵	实施建议
4. 美育	4.2 医学人文	在课堂中引入中国康复治疗学发展相关内容和医学前辈的典型人物故事，让同学们进行学习并展开讨论，鼓励学生课下对其进行深入的剖析，领悟医学前辈们的工作作风，培养学生的自主学习能力，努力提高学生的人文素养。采用以问题为基础的教学方法，让学生自主的发现问题、分析问题、解决问题，变被动学习为主动学习，在学习的过程中体验生命的伟大，树立"以患者为中心"的理念，将生命的价值与患者的健康紧密结合	在课堂中引入中国康复治疗学发展相关内容和医学前辈的典型人物故事，让同学们进行认知并进行讨论学习，鼓励学生课下对其进行深入的剖析，领悟医学前辈们的工作作风。采用以问题为基础的教学方法，让学生在学习的过程中体验生命的伟大，树立"以患者为中心"的理念，将生命的价值与患者的健康紧密结合。 以治疗过程防护失误等医疗事故作为反面教材，通过剖析对人民群众的安全、健康造成的危害，对社会经济造成的严重损失，引导学生树立康复治疗人的伦理道德观和责任观。培养学生的生命至上理念、生态文明意识、可持续发展观，使其树立高度的社会责任感。 通过组织学生观看医疗事故新闻、材料和去医院、企业实习等社会实践活动，让学生知悉自己身上的责任有多大，从而在服务和实践中培养学生的社会责任感
	4.3 艺术素养	通过开设公共艺术课，同时挖掘康复治疗学专业中的艺术元素，培养学生的艺术素养，提升学生在工程专业设计中的艺术表现能力，进而丰富创新创造中的艺术内涵	公共艺术课程教师通过书法鉴赏、影视作品赏析等教学，分析讲授作品艺术内涵，培养学生的艺术感知能力和艺术创作意识；专业课教师通过挖掘康复治疗学专业中蕴含的艺术元素，结合优秀辅具、医工结合康复装备的展示，提高学生艺术素养。 双创导师指导学生参加康复辅具创新设计大赛，注重竞赛作品构思新颖、具有独特的闪光点和艺术表现力、艺术感染力，提高学生的艺术创新创造能力
	4.4 文化创意	通过打牢康复治疗学专业知识基础，挖掘其中的文化元素，进行创造性改造和创新性发展，激发学生的创造理念，提高学生的文化创意能力	专业教学过程中引入案例。如物理治疗学课程教学中以搞笑材料——顺拐为切入点，引出协调功能的重要性，并通过舞蹈病和酩酊步态两个案例分析不管是上肢、下肢还是眼球、手指的协调障碍，都会影响人体正常的活动，其主要还是中枢神经病变导致的。 双创导师指导学生参加"创青春""挑战杯""互联网＋"、康复辅具创新大赛等创新创业设计比赛，培养学生的探究、发现和创新能力，激发学生的文化创新创造意识

续表

一级指标	二级指标	指标内涵	实施建议
5. 劳育	5.1 劳动精神	通过劳动教育必修课程和康复治疗学专业实习实训、社会实践、学科竞赛、创新创业等实践，注重学生劳动精神的培养，激励学生以辛勤劳动、诚实劳动、创造性劳动托举梦想、成就梦想	开设劳动教育必修课程，教师通过讲授马克思主义劳动观基本理论、习近平新时代中国特色社会主义思想对劳动教育的重要论述、新时代的劳动精神等内容，引导学生树立正确的劳动价值观。专业教师指导学生在康复治疗学专业综合实训、技能操作等实践活动中培育劳动观念；教师组织指导学生参加校园义务劳动，使其养成劳动习惯；依托校外实习基地，体验真实工作场景和临床岗位，充实和扩大学生的知识面，培育劳动品质。双创导师指导学生参加工程类学科技能竞赛，培养学生勤俭奋斗、创新创业、甘于奉献的精神
	5.2 劳模精神	通过学习、宣传康复治疗学相关行业的劳模事迹，教育学生发扬劳模精神，引导学生用劳动模范和先进工作者的崇高精神和高尚品格鞭策自己，激发其创新创造活力	专业教师收集"燕铁斌""偏瘫专家彭菊"等素材，组织学生观看《生命缘》《人间世》等访谈材料，讲解劳模人物事迹，诠释劳模精神内涵，教育学生以劳模为榜样。组织康复治疗学领域中的劳动榜样人物进校园活动，开展"劳模大讲堂"，面对面学习劳模精神。通过"国测一大队——山河功业存"等感动中国人物的先进事迹，学习劳模精神。双创导师指导学生在创新创业劳动实践中努力向榜样看齐，践行劳模精神
	5.3 工匠精神	通过学习、宣传康复治疗学工程相关行业的大国工匠事迹，培养学生精益求精的工匠精神，引导学生用大国工匠和高技能人才的执着专注、一丝不苟、追求卓越的精神激励自己，提升创新创造能力。引导学生分析康复工程对时代的影响和对时代发展的促进作用，培养学生勇于创新的时代精神，从而激发学生的安全意识和创新意识，使其将来有能力创造具有时代特色的中国工程，筑梦中国	专业教师结合专业内容，通过英国假肢品牌布莱齐福德、国产智能康复设备的品牌效应等案例，引导学生感悟精益求精的工匠精神。通过举办大国工匠进校园活动以及超级工程宣传周活动，加大工匠精神宣传力度，培养学生不断探索、精益求精的劳动态度。通过实习实训、专业服务、社会实践等活动，校内外指导教师引导学生把工作当职业，把工作当事业，干一行、爱一行、钻一行、精一行，践行工匠精神。通过以上措施，培养学生的工匠精神，进而鼓励学生在学科技能竞赛中发扬工匠精神

一级指标	二级指标	指标内涵	实施建议
5. 劳育	5.4 创造精神	通过开设劳动课程，培养学生创新意识、创新思维，发扬创造精神；在专业课程中，注重新知识、新技术、新工艺、新方法的应用，引导学生在实践中善于发现问题，创造性地解决问题	通过开设劳动课程，引导学生领会劳动创造世界的道理，培育劳动创造意识；在专业课程中，通过国产体外反搏设备、智能上下肢训练器、等速肌力测试仪等具有鲜明时代特色的重大工程以及工程背后英雄故事的讲授，引导学生了解不同时代的奉献精神和时代追求。 在临床见习、实习过程中，康复治疗师引导学生理论联系实际，拓展专业知识，学会塑造自己，锻炼动手实践能力并提高综合创新素质。 双创导师指导学生参加康复辅具创新大赛、康复创新大赛等学科技能竞赛，鼓励学生采用新技术、新方法解决康复效果问题，激发学生医工结合的想象与创造力

分 论

第三章

"人体运动学"课程
"五育融合"创新创业教育教学设计

一、课程基本情况

"人体运动学"是康复治疗学专业的一门专业核心课程，本课程共64学时，其中理论40学时，实验24学时，4学分。其是在多年教学改革的基础上，通过对康复治疗学相关职业工作岗位进行充分调研和分析，借鉴先进的课程开发理念和基于工作过程的课程开发理论，进行重点建设与实施的学习领域课程。它以"功能解剖学""生理学"课程的学习为基础，也是进一步学习"康复评定学""作业治疗学""肌肉骨骼康复学"等课程的基础。

围绕落实立德树人根本任务，通过本课程的学习，使学生获得系统的正常人体各器官形态结构的知识，掌握与人体运动联系最为密切的运动系统各器官形态结构的特点、关节的机械运动规律、运动的主要肌群以及发展肌肉力量和柔韧性等素质的基本原理。探讨运动对人体各器官的影响和对外部特征的影响。重点培养学生康复治疗、康复保健、康复教育等岗位所必需的专业能力和学生的个性发展能力。

二、课程"五育融合"双创教育教学目标

本课程围绕人体运动学专业人才培养目标，结合教学内容，落实"五育融合"要求，在创新创业教育方面达到以下教学目标。

（1）结合人体运动学发展、行走的重要性等教学内容，挖掘社会责任、敬业精神、家国情怀等双创要素，培养学生的社会责任感、爱岗敬业的精神和为国为民的使命担当。

（2）结合关节运动学原理、呼吸训练、运动和心肺功能等教学内容，挖掘专业素养、双创素质等双创要素，强化专业知识，增强专业技能，丰富专业素养，不断提升学生的双创素质。

（3）结合人体运动学基础知识及临床治疗流程等教学内容，挖掘坚强意志、拼搏精神、协作精神等双创要素，塑造顽强拼搏、团结协作的意志和精神。

（4）结合腕手运动、脊柱—腰椎间盘突出等教学内容，挖掘审美素养、人文素养等双创要素，激发学生的创新灵感和创造活力。

（5）结合足和足弓运动、步态分析等教学内容，挖掘劳动精神、工匠精神、创造精神等双创要素，提升创新创业精神和实践能力。

三、课程知识与"五育"中的双创要素

（一）模块一：运动学基础

1. 人体运动学发展

人体运动学是康复治疗学专业的重要课程之一，是一门综合性的学科。通过材料导入，讲述人体运动学的发展历程。我国作为四大文明古国之一，是世界上最早用运动防治疾病的国家之一。从马王堆汉墓出土的导引图中可见，当时已有医疗体育，传统的方法有气功、按摩、五禽戏、太极拳、八段锦等。有些方法经过发展完善与创新而延续至今，并向世界各地推广。引导学生进一步加深对我国传统医学的认识的同时，激发学生对中华优秀传统文化的认同与创新，为人体运动学的发展与创新提供充分的知识储备。

2. 人体运动的静力学

人体及器械运动的静力学研究体育运动过程中人体静力性动作的类别、特性、人体及器械运动静力学的基本概念，研究体育运动中人体及器械力的作用下处于平衡的运动规律，论述在运动过程中构成平衡状态的力

学条件。

在讲解运动的静力学的同时，让学生认识到积极探索的重要性，鼓励学生广泛学习新知识，运用新方法，理论与实践相结合，提高综合创新素质，发扬创造精神。

3. 运动中的生物力学作用

运动生物力学是量化研究与分析专业运动员在一般运动中的力学研究。透过数学模型、计算机模拟和量度对动作的角度和力进行分析用以提高运动员的性能。运动力学中有两个研究领域："静力学"——对静止状态（无运动）或以恒定速度移动的恒定运动状态的系统研究；"动力学"——包含加速度时间、位移、速度和速率中产生的力。通过讲述侯志慧在举重过程中的生物力学特点，并让学生分组讨论举重过程中所用到的省力方法，帮助学生更好地理解生物力学知识，同时提升学生们吃苦耐劳、爱国敬业的优良品德，培养其艰苦奋斗、甘于奉献的劳模精神。

4. 骨的运动适应性

骨的运动适应性分为骨的生物力学特性和骨的功能适应性。人体骨共有206块，其功能是对人体起支持、运动和保护作用。其按形状可分为长骨、短骨、扁骨和不规则骨。从力学观点来看，骨是理想的等强度优化结构。骨的成分结构不同、所承受载荷不同等均对骨的运动适应性产生影响。

所以对于"瓷娃娃"来说，他们骨的运动适应性相对于正常人而言更是不同。通过讲述"瓷娃娃"王奕鸥创建"玻璃之城"的事件，培养同学们齐心协力、全力以赴、相互学习、共同进步的精神。

（二）模块二：关节运动学

1. 肩关节复合体结构

肩关节复合体，包括 5 个小关节：肩肱关节（肱盂关节）、肩锁关节、胸锁关节和两个假关节（肩胛胸壁关节和第二肩关节），也有 4 个小关节的说法，即去掉上述的第二肩关节。当然还有 6 个小关节的说法：由肩肱关节、第二肩关节、肩锁关节、喙突锁骨间机制（喙锁关节）、肩胛胸廓关节和胸锁关节 6 个关节共同组成。结合挑山工的案例，就挑山工长期肩关节大量负重导致肩关节变形、肩周炎等问题展开讨论，分析肩关节结构以及肩关节出现问题的原因，培养学生在困难面前直面挫折、勇往直前的精神品质。引导学生无论面对何种环境，都能意志坚强、不屈不挠。

2. 肩关节——肩周炎

肩周炎简称肩关节周围炎，是由于肩周的肌肉、肌腱、韧带、滑囊和关节囊等软组织发生慢性无菌性炎症，导致关节内外粘连，阻碍肩关节活动所致，又称为粘连性肩关节炎，是临床非常常见的一种疾病。通过观看相关材料，就长期肩关节大量负重导致肩关节变形、肩周炎等问题展开讨论，分析肩关节结构以及肩关节出现问题的原因，培养学生精益求精、一丝不苟的工作态度以及淡泊名利、甘于奉献、艰苦奋斗的劳模精神。

3. 肘关节

肘关节由肱骨下端和尺骨、桡骨上端构成，包括三个关节，即肱尺关节、肱桡关节和桡尺近侧关节。其可做前屈、后伸运动，也参与前臂的旋前和旋后运动。采用小组讨论的方法分析肘关节运动有哪些，与此同时让学生深刻认识到运动员身上的永不言弃、顽强拼搏的精神，培养学生的竞争意识和敢为人先、勇争第一的精神。

4. 腕和手的运动

手是人体最有特色的器官之一。根据不同需要，其能够很快地产生不同的动作，如张手、握拳或捏物等，以便发挥功能。临床中，治疗师经常通过指导患者进行多种多样手工制作的方法，来提高患者的腕手功能。课堂上引导学生针对不同腕手功能障碍设计不同手工作业的同时，提高学生对艺术的兴趣爱好，培养学生的艺术素养，引导学生遵循人文精神，树立以人为中心的理念，崇尚人文关怀，提升学生的创新创造精神和创新创业能力。

5. 脊柱——腰椎间盘突出

腰椎间盘突出症是指因椎间盘变性、纤维环破裂、髓核突出而刺激或压迫神经根、马尾神经所表现出的一种综合病症，也是日常生活中腰腿痛常见的原因之一。在剖析脊柱结构及运动的同时，引导学生们关注老年常见疾病，关注老年人的身体健康，在自己专业的领域树立以人为本、为人服务的理念，给予老年人最大的关怀和帮助，塑造自身的心灵美。

6. 脊柱的结构与运动

脊柱由全部椎骨、骶骨和尾骨以及它们之间的骨连接构成，形成头颅的支柱、躯干的中轴,并参与胸腔、腹腔及盆腔后壁的构成。脊柱长度可因姿势不同而略有差异。脊柱可进行屈、伸、侧屈、旋转和环转运动及其他复杂组合动作。在剖析脊柱结构及运动的同时,引导学生们关注青少年常见疾病——脊柱侧弯,学习和了解脊柱侧弯的评定及治疗。课后布置小组任务:学习本节课内容后,由小组成员一起针对脊柱侧弯市场缺口,策划甚至模拟设计相关创业方案,针对不同障碍程度的对象可能出现的问题提出具体的解决方案。启发学生的创业灵感,提升其创新精神、创业意识和创新创业能力。

7. 髋与骨盆

骨盆由骶骨、尾骨和左右髋骨组成,为许多下肢肌肉和躯干肌肉的共同附着点。髋关节是连接躯干与下肢的重要关节,也是全身负荷体重最大、受力最重、结构上最稳定的可动关节。髋的许多解剖结构是为了在站立、行走和跑动时能更加稳定,股骨头的稳定性是靠四周囊韧带围成的结构来维持的,许多大肌肉提供了使身体向前和向上运动所必需的力矩,这些肌肉无力会对整个身体的活动产生严重的影响。在剖析髋关节结构及运动的同时,引导学生们关注老年常见疾病,剖析社会保障制度相关内容在解决养老问题上的重要意义,提高学生运用学科知识分析社会现象、解决疾病问题的能力,培养学生的专业素养和创新精神。

8. 膝关节

膝关节是人体内最大最复杂的关节,在人体生物力学中扮演重要角色,它在参与下肢活动的同时还要承受较大压力,起着对人体承重、传递载荷的作用,同时允许股骨和胫骨间较大的运动幅度。从功能上来讲,在站立位时膝关节能支持体重而不需要肌肉的收缩,在步行时,正常的膝关节通过减少身体重心垂直和侧方的震荡来减少能量的消耗。在具体开展的调查项目中,让学生了解成功登顶珠峰北坡的事迹,培养学生的专业素养和拼搏精神。

9. 踝

踝关节是下肢运动链三大关节中最远端的关节。在站立、行走、跑、跳等动作中,踝关节的稳定性和灵活性起着十分重要的作用。踝关节通常与足部作为一个整体联合运动。踝、足的内在结构和复杂动力学组织能吸收各种振动、提供机体运动时的稳定性,并在直立和步行情况下推动身体前进。授课中引入雷殿生的故事作为案例，培养学生坚持不懈、不惧艰险、吃苦耐劳的劳动精神。

10. 足和足弓的结构

足是由 26 块骨组成（单侧）的：7 块跗骨（包括距骨，跟骨，足舟骨，骰骨，内侧、中间、外侧楔形骨）、5 块跖骨和 14 块趾骨（分基节骨、中节骨、末节骨）。26 块骨与错综复杂的韧带、跖腱膜、肌肉、肌腱等软组织形成了稳定的关节结构和足弓结构，构成功能上的一个整体。为完成各种不同的生理功能和应对地面情况的千变万化，足时而坚硬、时而柔软、时而又介于两者之间。其结构复杂、功能多样，是人类日常生活与活动中不可或缺的部分。采用案例分析、小组讨论的方法，引导学生在实际工作中碰到问题时，综合应用专业知识探索解决的办法，培养学生的专业素养和不惧危险、坚持不懈的劳动精神。

（三）模块三：运动实践

1. 肘关节与前臂复合体实践

肘关节和前臂周围肌肉有的可屈伸肘关节但不能使前臂旋前或旋后；有的既可以屈曲或伸展肘关节，同时也具有旋前和（或）旋后前臂的功能。另外主要作用于腕关节的手外肌部分也跨过肘关节，这部分肌肉也具有屈曲或伸展肘关节的能力。采用案例分析、小组讨论的方法，由同学模拟肘关节疾病，观察其表面障碍，并制定初步方案，提高学生的观察能力，使学生对所学知识灵活运用。培养学生的创新精神和创造精神。

2. 髋关节实践

通过髋关节滑膜炎的治疗实践操作，掌握髋关节的组成及功能解剖、髋关节的轴、髋关节的运动方向、范围及运动特征。培养学生一切以患者为中心，充分尊重患者的诉求和期望，提升学生的专业素养和诚信品质。

3. 呼吸训练

进行呼吸训练，是预防肺部感染以及肺部疾病护理的重要措施。呼吸训练的目的主要是将浅而快的呼吸通过训练转变为深而慢的有效呼吸。通过呼吸训练，有效加强膈肌运动，增加肺部通气量，改善呼吸功能，缓解呼吸困难等不适症状，增加机体的耐受力。通过呼吸训练的实践课程学习，课堂中以小组为单位进行操作展示，培养学生的专业素养。教师归纳总结，使学生了解心肺康复行业的发展趋势，提高其专业素养、双创素质。

4. 运动和心肺功能——有氧运动

有氧运动是指在氧气供应充足的情况下，运动所需的能量来自能源物质的有氧代谢。在有氧条件下，人体持续进行某一体力活动（运动）的能力称为有氧运动能力，也称为有氧耐力。有氧运动能力高低反映了机体有氧代谢能力、心肺功能和适应能力的强弱，是身体素质的基本指标。通过课程学习，使学生提升专业能力的同时更要勇于创新。

5. 行走运动的重要性1

"生命在于运动"，这是大家都很熟悉的一句名言，其揭示出了运动对身体健康所起的重要作用。美国著名心血管专家肯尼斯·库伯博指出，只要参加运动就一定会受益，这一规则对脑力劳动者尤其如此。据统计，1968年美国有24%的成年人开始自觉地参加运动，在此后的15年里，美国心肌梗死的死亡率下降了37%，高血压的死亡率下降了60%，人们的平均寿命从70岁增加至75岁。由此可见，运动是身体健康的重要一环。健康中国2030战略，需要全民科学精准运动，因此要让学生将专业学习与家国使命紧密地联系在一起，牢固树立医术精湛是报效祖国的前提和基础的理念。要激发学生的家国情怀，丰富学生的专业素养，培养学生的创新精神。

6. 行走运动的重要性2

行走是人们实现移动的最基本需要，同时，也是人们一天中进行最多的活动。在理想的情况下，行走应既是高效率的，也是安全的；既可使疲劳最小化，又要避免跌伤等情况的发生。多年的练习，能使一个健康人在行走的同时进行谈话、远望，甚至避开障碍物并应对一些导致失去平稳突发状况的发生。通过引入案例，引导学生认识到：运动是一个全民健康的核心素养，作为康复学子，不仅要自觉加入到这个实践中来，更要做引领者、示范者和领导者，强健体魄、砥砺意志，落实全民健身国家战略，不断提高人民健康水平。

7. 步态周期下各肌群的运动

行走是同一只脚从脚跟离地跨出，到再次脚跟着地的行进过程。盲人虽无肢体障碍，但由于视力缺陷，缺少空间定向能力，不便行走，其行走能力往往落后于正常同龄人，表现为步态周期的不均衡。训练行走，调整步态周期是盲人生活技能训练的一项重要内容。以小组讨论的方式总结归纳步态周期下各肌群的运动，教师引导学生发散思维，培养学生的创新思维和创新精神，提高其专业素养。

8. 运动处方的制定

运动处方的制定是为了保证训练更有科学性、更符合实际。其能够克服锻炼的随意性和盲目性，做到有步骤、有系统地锻炼，重要的是为了检查锻炼的效果和方法。通过情景模拟的方法，小组讨论运动处方的制定。同时，提高学生的医患沟通能力，培养学生一切以患者为中心，充分尊重患者的诉求和期望，时刻以患者的康复意愿指导我们的专业行动。

9. 步态分析

行走是人体躯干、骨盆、下肢以及上肢各关节和肌群的一种周期性规律运动。步态是指行走时人体的姿态，是人体结构与功能、运动调节系统、行为以及心理活动在行走时的外在表现。正常的步态有赖于中枢神经系统以及骨骼肌肉系统的正常、协调工作，当中枢神经系统或/和骨骼肌肉系统因疾病或损伤而受到损害时，就有可能出现步态的异常。步态分析是利用力学的概念和人体解剖学、生理学知识对人体行走功能状态进行对比分析的一种生物力学研究方法。通过步态分析实践学习，让学生提升临床实践能力，认识到要不断打磨临床的技能、锤炼临床治疗思维，只有追求卓越、持续提升，才能成为中国社会主义康复事业的合格建设者和接班人。

四、课程"五育融合"双创教育教学实施路径

"人体运动学"课程"五育融合"双创教育教学实施路径见表3-1。

表3－1　　"人体运动学"课程"五育融合"双创教育教学实施路径

课程模块	课程内容	双创要素	教学素材	教学实施建议	考核评价	备注
模块一：运动学基础	人体运动学发展	2.1 专业知识	材料：研究人体运动规律的科学——人体运动学	通过材料导入，讲述人体运动学的发展历程。我国作为四大文明古国之一，是世界上最早用运动防治疾病的国家之一。从当时已有医疗体育、传统的方法引图中可见，按摩、五禽戏、太极拳、八段锦等，有些方法经过发展完善至今，并向世界各地推广。引导学生进一步加深对我国传统医学的认识的认同与创新，激发学生对中华优秀传统文化的认同，为人体运动学的发展与创新提供充分的知识储备	小组讨论（1）：按照小组讨论评分表（见表3－3），根据小组汇报及问题解答情况，由教师、学生给予评价，重点考查学生对人体运动学发展的认知与了解	
	人体运动的静力学	1.4 敬业精神 5.4 创造精神	问题：人体维持平衡的条件是什么	提出问题，引导学生了解运动中人体在器械力的作用下处于平衡的运动规律，论述在运动过程中构成平衡状态的静力学条件。在讲解运动的重要性，让学生认识到积极探索新知识，运用新方法，鼓励学生广泛学习新知识，提高综合创新素质，发扬创造精神	课后作业（1）：按照课后作业评分表（见表3－5），根据学生课后作业情况进行评价，重点考查学生对人体静力学的认识及对提高综合创新素质和发扬创造精神的感悟	
	运动中的生物力学作用	1.4 敬业精神 5.2 劳动精神	案例：国家举重运动员侯志慧的身体形态特点及训练事迹	通过讲述侯志慧在举重过程中的生物力学特点，并让学生分组讨论举重过程中所用到的省力方法，帮助学生更好地理解生物力学知识，同时培养学生们吃苦耐劳、爱国敬业的优良品德，培养其艰苦奋斗的劳模精神	课后作业（2）：按照课后作业评分表（见表3－5），根据评价，重点考查学生对生物力学的认识及其在临床工作中的应用的掌握，同时提升学生们吃苦耐劳，爱国敬业的优良品德，培养其艰苦奋斗，甘于奉献的劳模精神	

续表

课程模块	课程内容	双创要素	教学素材	教学实施建议	考核评价	备注
模块一：运动学基础	骨的运动适应性	3.3 协作精神	案例："瓷娃娃"王奕欧：既然生而不凡，那就酷地活着，创建"玻璃之城"	通过讲述"瓷娃娃"王奕欧创建"玻璃之城"的事情，培养同学们齐心协力、全力以赴、相互学习，共同进步的精神	课后作业（3）：按照课后作业评分表（见表3-5），根据评价，重点考查同学们的协作精神，让学生主动探索、丰富自己的知识储备	
	肩关节复合体结构	3.1 坚强意志 3.2 拼搏精神	材料：泰山挑山工的故事	通过观看泰山挑山工的视频，就挑山工长期肩关节大量负重导致肩关节变形、肩周炎等问题展开讨论，分析肩关节结构以及肩关节出现问题的原因，培养学生在困难面前直面前的精神品质。引导学生无论对向何种环境，都能意志坚强、不屈不挠	小组讨论（2）：根据学生在讨论群发帖、分享教师评分（感悟的立意）和学生评分（点赞数），按照评分表（见表3-3）评分，重点考查学生对肩关节复合体结构运动的理解	
模块二：关节运动学	肩关节——肩周炎	5.2 劳模精神 5.3 工匠精神	案例：向掷铅球运动员致敬	采用项目导入，小组合作的方法，通过观看奥运会铅球运动员掷铅球的视频，就他们长期肩关节大量负重导致肩周炎、肩周关节变形、肩周炎等问题展开讨论，分析肩关节结构以及肩关节出现问题的原因，培养学生淡泊名利、甘于奉献，一丝不苟的工作态度以及艰苦奋斗的劳模精神	小组讨论（3）：根据小组汇报情况，按照小组讨论评分表（见表3-3），教师、学生和组内成员分别对各个小组进行评价，重点考查学生精益求精、一丝不苟的工作态度以及淡泊名利、甘于奉献，艰苦奋斗的劳模精神	

续表

课程模块	课程内容	双创要素	教学素材	教学实施建议	考核评价	备注
	肘关节	3.2 拼搏精神 3.4 竞争意识	材料:林丹——最伟大羽坛传奇谢幕,华丽转身,仍留遗憾	通过播放打羽毛球比赛的视频,采用小组讨论的方法分析肘关节运动有哪些,与此同时让学生深刻认识到运动员身上的水不言弃、顽强拼搏的精神,培养学生的竞争意识和敢为人先、勇争第一的精神	课后作业(4): 按照课后作业评分表3-5,对学生的课后感给予评价,重点考查学生对肘关节运动的认知和敢为人先、勇争第一的意识	
模块二:关节运动学	腕和手的运动	4.3 艺术素养 5.4 创造精神	问题:如何提升腕手关节的精细功能	临床中,治疗师经常通过指导患者进行多种多样手工制作的方法,来提高患者的腕手功能。课堂上引导学生针对不同腕手功能障碍设计不同手工作业的同时,提高学生对艺术的兴趣爱好,培养学生以人为中心的理念,崇尚人文关怀,提升学生的创新创业能力	作品设计(1): 根据案例,引导学生针对不同腕手功能障碍设计不同手工作业,重点考查学生对腕手功能康复治疗的理解	
	脊柱——腰椎间盘突出	4.1 审美素养 4.2 医学人文	材料:中国人口老龄化现状与趋势	以关注"人口老龄化"问题为切入点,引出老年人身体普遍存在的问题——腰椎间盘突出,在剖析脊柱结构及运动的同时,引导学生们关注老年人常见疾病,关注老年人的身体健康,在自己专业的领域树立以人为本、为人服务的理念,给予老年人最大的关怀和帮助,塑造自身的心灵美	课后作业(5): 按照课后作业评分表3-5,根据评价,重点考查其课后情况再盘椎间盘老龄化"人口老龄化"的见知和对"人口老龄化"的见解,树立以人为本、为人服务的理念	

续表

课程模块	课程内容	双创要素	教学素材	教学实施建议	考核评价	备注
模块二：关节运动学	脊柱的结构与运动	2.3 专业素养 2.4 双创素质	材料：我国中小学生超 500 万脊柱侧弯	在剖析脊柱结构及运动的同时，引导学生关注青少年常见疾病——脊柱侧弯，学习和了解脊柱侧弯的评定及治疗。课后布置小组任务：学习本节课内容后，由小组成员一起针对脊柱侧弯市场缺口，策划甚至模拟设计相关创业方案，针对不同障碍程度的对象可能出现的问题，提出具体解决方案。启发学生的创业灵感，提升其创新创业能力	课后作业（6）：按照课后作业评分表（见表3-5），根据学生课后作业情况进行评价，重点考查学生对脊柱结构与功能的掌握	
	髋与骨盆	2.4 双创素质	材料：《关于加强老年人居家医疗服务工作的通知》	通过阅读材料《关于加强老年人居家医疗服务工作的通知》，引出居家康复改造可预防的老年人常见髋关节损伤——髋关节骨折，在剖析髋关节结构及运动的同时，引导学生们关注老年常见疾病，剖析社会保障制度在解决老年问题上的重要意义，提高学生运用学科知识分析社会现象、解决疾病问题的能力，培养学生的专业素养和创新精神	课后作业（7）：按照课后作业评分表（见表3-5），根据学生课后作业情况进行评价，重点考查学生的专业素养和创新精神	
	膝关节	2.3 专业素养 3.2 拼搏精神	案例：1960 年王富洲、屈银华、贡布克服克服珠峰天险，攻克珠峰峰北坡登顶成功	采用案例分析，小组讨论的方法，在具体开展的调查项目中，让学生了解成功登顶珠峰北坡的事迹，培养学生的专业素养和拼搏精神	小组讨论（4）：根据小组汇报情况，按照小组讨论评分表（见表3-3），教师、学生和组内成员分别对各个小组进行评价，重点考查学生在汇报时对膝关节运动学的认知	

续表

课程模块	课程内容	双创要素	教学素材	教学实施建议	考核评价	备注
模块二：关节运动学	踝	5.1 劳动精神	案例：十年徒步中国，真正的徒步旅行者——雷殿生	踝关节授课中引入十年徒步中国，真正的徒步旅行者——雷殿生的故事作为案例，培养学生坚持不懈、不惧艰险，吃苦耐劳的劳动精神	课后作业（8）：按照课后作业评分表（见表3-5），根据学生课后作业情况进行评价，重点考查学生对踝关节运动学的认知，培养学生坚持不懈、不惧艰险、吃苦耐劳的劳动精神	
	足和足弓的结构	2.3 专业素养 5.1 劳动精神	案例：赤足独立自由攀登	在具体开展的调查项目中，和同学们分享赤足攀登时，综合应用专业知识探索解决的办法，培养学生的应用专业素养和不惧危险，坚持不懈的劳动精神	课后作业（9）：按照课后作业评分表（见表3-5），根据评价，重点考查学生的专业素养和不惧危险，坚持不懈的劳动精神	
模块三：运动实践	肘关节与前臂复合体实践	2.4 双创素质	案例：肘关节损伤恐怖三联征的治疗	由同学模拟肘关节损伤恐怖三联征，观察其表面障碍，并制定初步方案，提高学生的观察能力，使学生能对所学知识灵活运用，培养学生的创新精神和创造精神	课后作业（10）：按照课后作业评分表（见表3-5），根据评价，重点考查学生肘关节损伤恐怖三联征的治疗，培养学生肘关节损伤恐怖的创新精神和创造精神	

续表

课程模块	课程内容	双创要素	教学素材	教学实施建议	考核评价	备注
模块三：运动实践	髋关节实践	1.3 诚信品质 2.3 专业素养	案例：髋关节滑膜炎的治疗	通过髋关节滑膜炎的治疗实践操作，培养学生一切以患者为中心，充分尊重患者的诉求和期望，提升学生的专业素养和诚信品质	课后作业（11）：根据小组汇报情况，按照课后作业评分表（见表3-5），教师和组内成员分别对各个小组进行评价，重点考查学生对髋关节滑膜炎治疗的认知，培养学生以人为中心的理念，使其崇尚人文关怀	
	呼吸训练	2.3 专业素养 2.4 双创素质	案例：呼吸训练的演示	通过呼吸训练的实践课程学习，课堂中以小组为单位进行操作展示，培养学生的专业素养。教师归纳总结，提高专业素养、双创素质，使学生了解心肺康复作业的发展趋势	课后作业（12）：按照课后作业评分表（见表3-5），根据学生课后作业情况进行评价，重点考查学生对呼吸训练的理解与操作，提高其专业素养、双创素质	
	运动和心肺功能——有氧运动	2.3 专业素养 5.4 创造精神	案例：有氧运动的演示	通过课程学习，使学生认识到中国康复要想引领世界康复的发展，勇立潮头，开创新局面，就要在提升专业能力的同时勇于创新	课后作业（13）：按照课后作业评分表（见表3-5），根据小组内成员分别对各学生进行评价，重点考查学生对有氧运动的认知和创造精神	

续表

课程模块	课程内容	双创要素	教学素材	教学实施建议	考核评价	备注
模块三：运动实践	行走运动的重要性1	1.1 家国情怀 2.3 专业素养	材料："运动即良医"理念的构建和发展	"运动即良医"中"良医"等篇章中，指的是医道高明的医生。2007 年由美国运动医学会和美国医学会正式提出：科学运动不仅促进健康体适能，更重要的是能够在预防、延缓和治疗慢性非传染性疾病方面发挥重要作用。因此需要全民科学精准运动，科学运动 2030"战略，也是全民科学选择重要运动。要让学生将专业学习与家国使命重要性在一起，牢固树立学术精湛是报效祖国的前提和要，要固树立学术精湛是报效祖国的前提和基础的理念。要激发学生的家国情怀，丰富学生的专业素养，培养学生的创新精神	课后作业（14）： 按照课后作业评分表（见表 3-5），根据学生作业课程考核情况进行评价，重点考查学生对家国使命重要性的感悟	
	行走运动的重要性2	1.1 家国情怀 5.2 劳模精神	材料："运动即良医"在全球的发展和中国全民健身战略	以"运动即良医"回顾第 62 届美国运动医学会年会的核心事件"为切入点，结合教育部要逐步增加大体育学中的分值或比重的倡议或行动，引导学生认识到：运动是一个值运动是一个值得关注的核心素养，作为健康复学子，不仅要自觉加入到这个实践中未来，强健体魄，做做爱敬引领者，示范者和领导，要做敬引领者、示范者和领导者，落实全民健身国家战略，不断提高人民健康水平	小组讨论（5）： 根据小组汇报情况，按照小组讨论评分表（见表 3-3），教师和学生和组内成员分别对各个小组进行评价，重点考查学生在汇报时对宣传行走运动的重要性的使命感和责任感	

续表

课程模块	课程内容	双创要素	教学素材	教学实施建议	考核评价	备注
	步态周期下各肌群的运动	2.3 专业素养 2.4 双创素质	材料：运动是未来健康中国战略中的重要工具和力量	教师课前布置任务，学生查阅资料，课中以小组讨论的方式总结归纳步态周期下各肌群的运动，教师引导学生发散思维，培养学生的创新思维和创新精神，提高学生的专业素养	小组讨论（6）：根据小组汇报情况，按照小组讨论评分表（见表3-3），教师和组内成员分别对各个小组进行评价，学生汇报时对步态周期下各肌群的掌握和对运动重要性的见解，培养学生的创新思维和创新精神，提高学生的专业素养	
模块三：运动实践	运动处方的制定	1.3 诚信品质 2.3 专业素养	案例：讨论运动处方的制定	通过情景模拟的方法，小组讨论运动处方的制定。同时提高学生的医患沟通能力，培养学生一切以患者为中心，充分尊重患者的诉求和期望，时刻以患者的康复意愿指导我们的专业行动	作品设计（2）：按照作品设计评分表（见表3-4），根据案例，学生自行制定运动处方，重点考查学生对运动处方的制定和对运动为中心的认知	
	步态分析	5.3 工匠精神 2.3 专业素养	材料：步态的演示与分析	通过课程学习使学生认识到要不断打磨临床技能，锤炼临床诊疗思维，只有追求卓越，持续提升，才能成为中国社会主义康复事业的合格建设者和接班人	课后作业（15）：按照课后作业评分表（见表3-5），根据学生课后作业情况进行评价，重点考查学生对临床康复技能的掌握和接受人对如何成为中国社会主义康复建设者和接班人的感悟	

五、考核评价

根据"人体运动学"课程"五育融合"双创教育教学实施路径中考核评价栏目规定的考核方式，过程性评价与终结性评价相结合，采用多元化考核评价方式，注重学生创新精神、创业意识和创新创业能力评价。

（一）评价形式

具体评价形式见表 3 – 2。

表 3 – 2　　　　　　　　　　　评价形式表

项目	小组讨论	作品设计	课后作业
数量	6	2	15
占比（%）	26	9	65

（二）评价标准

1. 小组讨论，组长汇报

组内学生自评占 20%，学生互评占 30%；全体学生评价组长汇报情况占 20%；教师评价小组代表汇报情况占 30%。小组代表汇报成绩作为小组成员成绩。小组讨论评分表见表 3 – 3。

表 3 – 3　　　　　　　　　　　小组讨论评分表

项目	主题突出	思路清晰	价值正向	领悟深刻	备注
权重	0.3	0.3	0.2	0.2	

2. 作品设计

本课程过程性评价中，作品设计满分 100 分。评分方式为：组内学生评价占 30%；全体学生评价占 30%；教师评价占 40%。作品设计评分要点见作品设计评分表（见表3-4），适用于所有作品设计。

表3-4　　　　　　　　　作品设计评分表

项目	理念新颖	元素丰富	作品完整	价值正向	备注
权重	0.1	0.3	0.3	0.3	

3. 课后作业

本课程过程性评价中，课后作业共15个，课后作业根据学生完成情况由任课教师综合评定，采用百分制赋分。

表3-5　　　　　　　　　课后作业评分表

项目	作业完成	知识掌握	知识运用	价值正向	备注
权重	0.2	0.2	0.3	0.3	

4. 终结性评价标准

围绕"五育融合"课程创新创业教育目标，组织终结性评价，包含期中考试和期末考试两类，采取百分制计分，期中考试占比10%，期末考试占比60%，采取纸笔作答。试题形式和内容突出基础性、综合性、应用性和创新性，通过设计开放性、探究性试题以及非标准答案的试题，在考查专业知识的基础上，引导学生多角度认识问题，鼓励学生主动思考、发散思维，考查和培养学生的探究意识和独立思考、创新能力。

（三）评价结果计算

根据《山东协和学院"五育融合"大学生创新创业指数综合测评办法》，计算"五育融合"课程创新创业基础指标达成度和学生创新创业基础指标达成度。

（四）评价结果使用

教师针对达成度低的分项指标进行全面分析，从教学目标设计、教学方法使用、教学环境创设、教学活动组织、学生学情等方面撰写教学反思,优化教学设计,持续改进教学,提高课程教学质量。

围绕学生个体达成度低的分项指标进行系统分析,从学生学习态度、学习习惯、学习方式等方面分析原因,对学生进行个性化辅导,引导学生增强创新精神,树立创业意识,提高创新创业能力。

第四章

"医学人文"课程
"五育融合"创新创业教育教学设计

一、课程基本情况

"医学人文"是康复治疗学专业的一门核心课程，是运用一般伦理学原则解决医疗卫生实践和医学发展过程中的医学道德问题和医学道德现象，运用伦理学的理论、方法研究医学领域中人与人、人与社会、人与自然关系的道德问题的一门学问。本课程共 48 课时，其中理论 40 学时，实验 8 学时，3 学分。

通过本课程的学习，使学生掌握医学人文的基本理论和医学（临床、研究和社会活动）的基本伦理规范原则，运用其理论培养学生的科学的生命伦理意识和医学职业道德素养、原则和方法，解决医学道德问题，以助于协调医学人际关系和谐有序，促进医疗质量提高与服务水平的提升，进一步展示和践行现代医学维护健康、善待生命的伦理价值观，实现医学科学的人文性发展。

二、课程"五育融合"双创教育教学目标

本课程围绕康复治疗学专业人才培养目标，结合教学内容，落实"五育融合"要求，在创新创业教育方面达到以下教学目标：

（1）结合医学人文道德等教学内容，挖掘家国情怀、诚信品质、工匠

精神元素，培养学生为国为民，具有良好的诚信品质，精益求精，树立正确的择业观和创业观。

（2）结合医学人文基础理论等教学内容，挖掘社会责任、协作精神元素，强化专业素养，培养学生形成创新思维，使其挖掘自身潜能为他人和集体做出自己的贡献。

（3）结合医疗人际关系等教学内容，挖掘诚信品质、劳模精神、人文关怀、敬业精神元素，树立规则意识，塑造顽强拼搏、团结协作、敢为人先的意志和精神。

（4）结合医学科研道德等教学内容，挖掘家国情怀、诚信品质元素，培养学生科学的价值观，勇于担当、乐于奉献的良好品质。

（5）结合医学人文道德的评价和监督等教学内容，挖掘劳动精神、劳模精神元素，提升创新创业精神和实践能力。

三、课程知识与"五育"中的双创要素

（一）模块一：绪论

1. 道德的概念

道德是由人们在社会生活实践中形成并由经济基础决定的，是依靠社会舆论、传统习俗和人们的内心信念，以善恶评价的方式来调节人与人、人与社会、人与自然之间关系的心理意识、原则规范、行为活动的总和。

通过学习道德的概念，让学生了解作为医学生无论在工作中还是生活中都要时刻以良好的道德标准来约束自己，培养学生的诚信品质，让学生树立科学的态度，了解科学知识，掌握科学方法，遵守科学依据。培养学生综合运用已知的知识、技能和方法的能力，激发其好奇心和想象力，使其形成新思维，挖掘自身潜能，探索未知世界。

2. 为什么学习"医学人文"这门课程

在讲述道德相关知识时加强学习医学道德的必要性，突出学习"医学人文"这门课程的必要性，提高学生的专业素养。教育学生要树立正确的择业观和创业观，养成爱岗敬业、诚实守信、勇于担当、乐于奉献的良好品质。

(二）模块二：医学人文历史发展

通过让学生了解中国与国外古代传统医德思想、中国与国外近代医学伦理学的发展和中国与国外医学道德的优良传统（仁爱助人，赤诚济世；不畏权势，一视同仁；淡泊名利，清廉正直；医行庄重，正己正物；谦和谨慎，尊重同道；刻苦钻研，精勤不倦），可以使其感受到中国医学在不断更新进步。培养学生"敬佑生命、救死扶伤、甘于奉献、大爱无疆"的医者精神，注重加强医者仁心教育，从而培养出一大批医德高尚、医术精湛、服务人民群众的好医生。

（三）模块三：医学人文基础理论

1. 生命论

生命论是关于人的生命本质和意义的理论或观点。在医学伦理学的角度，人的生命论主要是关于医学实践中人的生命尤其是病人的生命地位、价值等的理论思考成果，并且随着社会进步和医学科学的发展不断发展变化。生命论包括生命神圣观、生命质量观和生命价值观。通过对生命论的学习，让学生了解生命的伟大，从而使学生产生对生命的敬畏之心。引导学生认同中国特色社会主义法治体系，养成良好的法治意识和法律思维习惯，自觉遵守法律法规，培养学生的社会责任。培养学生树立以人为本的理念，使学生在今后的职业发展中珍惜生命、敬畏生命，树立以患者为中心的理念。

2. 人道论

人道论在医学领域中特别是医患关系中，表现为医务人员关心和爱护患者的健康、珍视患者生命价值与质量、尊重患者人格和权利、维护患者利益和幸福的伦理思想。人道论主张维护人的尊严、权利和自由，重视人的价值。医学人道主义是指认为人具有最高价值，因此医学界应该尊重、同情、关心、救助服务对象的思想。通过对人道论的学习，培养学生的思辨能力和思维以及诚信品质，从而为实现成功创新创业提供保障。

3. 义务论、功利论、美德论

义务论的核心：对一个行为的正、误的评价不在于行为的后果，而在于是否贯彻规定的伦理道德原则和规范，而有些原则或规范是不管后果如何都必须遵守的。

功利论是以人们行为的实际功效和利益作为判断标准的。

美德论是研究人应该具有的优秀道德品质及如何培养形成的伦理学理论，又称德性论或品德论，重点研究做人应该具备的品格、品德。换句话说，美德论告诉人们什么是道德上的完人以及如何成为道德上的完人。医学美德内容：仁慈、正直、忠诚、神圣、廉洁、进取、奉献。

在讲述义务论、功利论、美德论时，培养学生站在不同的理论下进行问题的探究与思考的能力，引导学生在工作生活中，树立集体主义观念，形成利益共同体、情感共同体、事业共同体，培养学生的社会责任感，使其愿为他人和集体做出奉献和牺牲。

（四）模块四：医疗人际关系

1. 医患关系伦理

著名医学史专家西格里斯说过，每个医学行动始终涉及两类当事人：医生和患者，或者更广泛地说，是医学团体和社会，医学无非是这两群人之间多方面的关系。以医生为主体的人群和以就医者为主体的群体之间，以治疗疾病、促进健康为目的建立起医患关系。通过学习医患关系的内容，分析目前影响医患关系的因素，探讨可行的整改措施，达到医患和谐的目的。培养学生学会建立医患之间彼此信任的关系，尊重患者的人格、信仰和文化，充分理解患者的疾病行为和情绪反应，在诊断和治疗过程中，以人文关怀的态度给患者切实的医疗帮助。

2. 医患沟通

医患沟通，是指在医疗卫生和保健工作中，医患双方围绕疾病的预防、诊断、治疗、康复等相关问题，以医方为主导，通过各种有效的全方位信息的多途径交流，科学地指引病人及其家属进行治疗方案的认定并让其配合治疗，使医患双方形成理解、达成共识并建立信任合作关系，最终达到祛除疾患、维护身心健康、促进医学发展和社会进步、使百姓幸福的目的的过程。培养学生一切以患者为中心，充分尊重患者的诉求和期望，时刻以患者的康复意愿指导专业行动。教育学生树立正确的择业观和创业观，养成爱岗敬业、诚实守信、勇于担当、乐于奉献的良好品质。

（五）模块五：人体器官移植伦理

1. 人体器官移植伦理分析

器官移植是摘除人体的某一器官并把它置于同一个体（自体移植）或同种另一个体（同种异体移植）或不同种个体（异体移植）的相同部位（原位）或不同部位（异位）。通过学习器官的来源与利用，让学生掌握器官移植的条件、注意事项等。引导学生在工作中要各部门相互配合，培养学生对生命的敬重之情，使其尊重患者以及捐赠者的意愿，尊重死者捐献者的尊严等。

2. 器官捐献

器官捐献是指自然人生前自愿表示在死亡后，由其执行人将遗体的部分捐献给医学科学事业，或生前未表示是否愿意捐献的自然人死亡后，由其直系亲属将遗体的全部或部分捐献给医学科学事业的行为。器官捐献秉持自愿的原则。通过学习器官捐献的内容，让学生掌握器官捐献的条件、操作规范、注意事项等。秉持以人为本的理念，体现人文关怀，教育学生目中有人、口中有德、心中有爱、行中有善。在课程教学中注重加强医德医风教育，着力培养学生"敬佑生命、救死扶伤、甘于奉献、大爱无疆"的医者精神，注重加强医者仁心教育。

（六）模块六：医学科研伦理

1. 医学科研道德的基本准则

医学科研就是利用人类已掌握的知识和工具，用试验研究、临床观察、社会调查分析等方法探求人类生命自身活动的本质和规律以及与外界环境的相互关系。通过专业教育和双创教育有机融合，教育学生学好学业，立志创业，干好事业，报效祖国，服务人民。引导学生认同中国特色社会主义法治体系，养成良好的法治意识和法律思维习惯，自觉遵守法律法规。培养学生严谨的科学态度，实事求是，不弄虚作假，以事实为依据进行科研创作。让学生了解科学知识，掌握科学方法，遵守科学伦理，培养科学价值观。

2. 人体实验的意义

人体实验是医学的起点和发展手段，是研究与应用之间不可缺少的环节。通过了解人体实验的意义，培养学生全面的思维能力。教育学生树立正确的择业观和创业观，养成爱岗敬业、诚实守信、勇于担当、乐于奉献的良好品质。要让学生树立科学态度，学会尊重生命的发展规律，遵循人文精神，树立以人为中心的理念，崇尚人文关怀。

（七）模块七：生命与死亡伦理

1. 生命伦理

人是在社会关系中扮演一定角色的有自我意识的生物实体。人的生命分为生物学生命和人格生命。人的价值生命是具有自我意识、自我控制和自我创造能力的个人活动的存在，也即以生物学生命为基础，具有感觉、思维、情感和意志等机能并能自身同一地处于活动过程中的主体、自我。要让学生认同中国特色社会主义法治体系，养成良好的法治意识和法律思维习惯，自觉遵守法律法规。让学生在掌握所学专业基本知识技能的同时，掌握相关行业法律法规，解决在创新创业中遇到的法律问题。让学生学会尊重生命的发展规律，遵循人文精神，树立以人为中心的理念，崇尚人文关怀。

2. 死亡伦理

死亡是生命运动的一种特殊形式，是人的本质属性消失和终止的生物学过程。通过学习传统死亡和脑死亡的意义及伦理问题，引发学生思考，培养学生综合运用已知的知识、技能和方法，激发其好奇心、想象力，使其形成创新思维，挖掘自身潜能，探索未知世界。同时让学生珍惜生命，正视死亡，树立自然归宿信念，积极充实人生价值，坦然、无畏惧地面对死亡。

（八）模块八：医学人文道德的评价和监督

1. 医学道德评价的方式

医德伦理评价是人们依据一定的医德标准，对医务工作者和医疗卫生单位的职业行为和活动做出道德与不道德的评判。其有两种类型：一种是社会评价，另一种是自我评价。其可以起到裁决作用、调节作用、教育作用及促进作用。要引导学生认同时代的楷模，以劳模为榜样，弘扬中华民族的传统美德，培养学生勇于奉献的劳模精神。

2. 医学道德教育与修养

医学人文教育可以使医学生和医务人员更好地履行医德义务。要让学生树立正确的择业观和创业观，养成爱岗敬业、诚实守信、勇于担当、乐于奉献的良好品质。培养学生至纯至精、追求卓越的专业精神。使学生认识到要不断打磨其自身的临床技能，锤炼临床治疗思维，只有脚踏实地、追求卓越、持续提升，才能成为中国社会主义康复事业的合格建设者和接班人。

四、课程"五育融合"双创教育教学实施路径

"医学人文"课程"五育融合"双创教育教学实施路径见表4-1。

表4—1 "医学人文"课程"五育融合"双创教育教学实施路径

课程模块	课程内容	双创要素	教学素材	教学实施建议	考核评价	备注
	道德的概念	2.3 专业素养 5.3 工匠精神	案例：长春长生疫苗事件、基因编辑婴儿事件	引入长春长生疫苗事件、基因编辑婴儿等案例，分组讨论这些案例是否违背了道德。培养学生的诚信品质，让学生树立科学的态度。了解科学知识，掌握科学方法，遵守科学伦理。引导学生不仅把工作当职业，更把工作当事业，提高职业技能、精益求精，把工作做到极致	课后作业（1）：完成"学习通"上的课后作业，根据课后作业评分表（见表4—6），对课后作业对职业道德的掌握以及对学生诚信品质、工匠精神的培养	
模块一：绪论	为什么要学习"医学人文"这门课程	1.1 家国情怀 1.3 诚信品质	案例：伤医案、假药门、抗击新冠疫情	引入"伤医案、假药门、抗击新冠肺炎疫情"等案例，引出学习"医学人文"这门课程的必要性。采用小组讨论的方式，引发学生思考这些案例所造成的负面影响，培养其文化自信和家国情怀。通过案例分析，培养学生具有良好的诚信品质，树立为祖国繁盛民族振兴而积极奋斗的双创意识。教育学生树立正确的择业观和创业观，养成爱岗敬业，乐于奉献的良好品质	小组讨论（1）：围绕案例组织小组讨论，以小组为单位，组长组织学习。根据小组讨论评分表（见表4—3）进行评分，重点考查学生对"医学人文"这门课程的认知与了解，以及对学生家国情怀、诚信品质的培养	
模块二：医学人文历史发展	历史发展	5.2 劳模精神	材料：1700多年前流传下来"杏林春暖"的故事	通过讲述1700多年前流传下来"杏林春暖"的故事，引发学生思考，引导学生树立崇尚劳动的观念，养成劳动习惯，自觉以劳模为榜样，敢为人先、锐意进取、开拓创新。引导学生弘扬伟大的奉献精神、奋斗精神，进行人生观、价值观教育，使学生可以在社会生活实践中服务社会、奉献社会，实现个人价值和社会价值的统一	课后作业（2）：请结合具体的杏林故事撰写不少于500字的读后感，教师根据课后作业评分表（见表4—6），按要点进行评分，重点培养学生的劳模精神	

续表

课程模块	课程内容	双创要素	教学素材	教学实施建议	考核评价	备注
	生命论	1.2 社会责任 4.2 医学人文	材料：特丽·夏沃事件（女植物人之死）	通过课下阅读特丽·夏沃事件的材料，采用翻转课堂，让学生自主学习生命论体系和内涵。引导学生认同中国特色社会主义法治体系，养成良好的法治意识和法律思维习惯，自觉遵守法律法规，培养生命的伟大。同时使学生产生对生命的社会责任感。从而使学生树立以人为本的理念，使学生在今后的职业发展中珍惜生命，敬畏生命，树立以患者为中心的理念，将"一切为了病人"的人道主义精神作为自己的道德主题	小组讨论（2）：采用翻转课堂，组长汇报学习成果，组长组织小组讨论评分表（见表4-3）进行评分，重点考查学生在汇报时对生命论的感悟与见解	
模块三：医学人文基础理论	人道论	4.2 医学人文	材料：哈佛大学著名伦理问题：铁轨事件	提出哈佛大学著名伦理问题，让学生进行小组讨论并分享自己的答案，引导学生在面临伦理困境之时，正确做出正义与法治的冲突场景时做出正确选择。培养学生在面临危难之时，不计较个人得失。同时培养学生综合运用已知的知识，技能和方法，激发其好奇心，想象力，挖掘自身潜能，探索未知世界	作品设计（1）：写一份关于《道德经》中所体现的人道论的读书报告，教师根据作品设计评分表（见表4-5）按要求进行评分，考查学生对传统文中的基本人文思想的领悟	
	义务论、功利论、美德论	1.2 社会责任 3.3 协作精神	材料：海上遇难的船只	通过阅读海上遇难船只的材料，让学生进行小组讨论分析，在遇到类似事件时，会怎样处理。引导学生在工作生活中，相互学习，相互促进，相互帮助，相互关心，相互爱护，形成共同体，事业共同体，情感共同体，融入社会，服务社会，维护社会公平正义，树立集体主义价值观。培养学生的社会责任感，使其愿为他人和集体做出奉献和牺牲	小组讨论（3）：围绕案例分析，学生以小组进行讨论报告学习成果，小组撰写讨论评分表（见表4-4）进行评分，根据学生对义务论、功利论、美德论的认识，重点考查学生的社会责任，美德论的协作精神的认识和社会责任	

续表

课程模块	课程内容	双创要素	教学素材	教学实施建议	考核评价	备注
模块四：医疗人际关系	医患关系伦理	1.3 诚信品质 5.2 劳模精神	材料：职业"医闹"	通过阅读职业"医闹"的材料，采用翻转课堂的形式，让学生分析造成医患关系紧张的原因以及具体的解决措施有哪些。教育学生树立正确的择业观和创业观，养成爱岗敬业、诚守信，勇于担当，乐于奉献的良好品质。培养学生学会关心、体恤病人，多从患者的角度思考，设身处地为患者着想，充分尊重患者的诉求和期望，加强和患者沟通、交流的能力	小组讨论（4）：采用翻转课堂，学生以小组为单位，组长汇报学习成果，根据小组讨论评分表（见表4-3）进行评分，重点考查学生在汇报时对医患关系伦理的认知，培养学生的诚信品质以及劳模精神	
	医患沟通	1.4 敬业精神 4.2 医学人文	材料：漫画——医生态度冷漠，病人期望值过高；有效的沟通维权，建立友好的合作基础	通过观看漫画材料，让学生进行小组讨论，分析漫画所体现的含义。培养学生一切以患者为中心，全心全意为患者服务，充分尊重患者的诉求和期望，时刻以患者的康复意愿指导专业行动。教育学生树立正确的择业观和创业观，诚实守信，勇于担当，乐于奉献的良好品质，养成爱岗敬业，培养其恪尽职守，精益求精的工作态度，使其具有勤勉意识，忠诚敬业的奋斗精神	课后作业（3）：完成"学习通"上的课后作业，根据课后作业评分表（见表4-6），对课后作业进行评分，重点考查学生对医患沟通技巧的掌握程度，培养学生的人文关怀和敬业精神	
模块五：人体器官移植伦理	人体器官移植伦理分析	3.3 协作精神	案例：肾移植案例	引入肾移植的案例，让学生通过案例分析，让学生掌握器官移植的条件、注意事项等。引导学生在工作中各部门相互帮助、相互关心，相互学习，相互促进，形成利益共同体、事业共同体、情感共同体，要尊重患者以及捐赠者的意愿，尊重死者的敬畏之情，尊重捐献者的尊严，培养学生对人体器官移植的认识分析，使其遵守道德与法律规范	小组讨论（5）：围绕案例分析，学生以小组为单位撰写讨论报告，根据小组讨论评分表（见表4-4）进行评分，重点考查学生在汇报时对人体器官移植的团结协作精神	

续表

课程模块	课程内容	双创要素	教学素材	教学实施建议	考核评价	备注
模块五：人体器官移植伦理	器官捐献	4.2 医学人文	案例：姚贝娜眼角膜捐献	引入姚贝娜角膜捐献的案例，通过案例分析，让学生掌握捐献的条件、操作规范、注意事项等。秉持以人为本的理念，体现人文关怀，行中有善，口中有德，心中有爱，教育学生目中有人。在课程教学中注重加强医德医风教育，着力培养学生"敬佑生命、救死扶伤、甘于奉献、大爱无疆"的医者精神，注重加强医者仁心教育	课后作业（4）：完成"学习通"上的课后作业，根据课后作业评分表（见表4-6），对课后考查学生对器官捐献的认知程度，培养学生的人文关怀精神	
模块六：医学科研伦理	医学科研道德的基本准则	1.1 家国情怀 1.3 诚信品质	材料：黄禹锡从韩国民族英雄变成了耻辱的造假者	通过阅读黄禹锡从韩国民族英雄变成了耻辱的造假者的材料，引发学生思考：专业学科研道德的基本准则是什么？专业教育和双创教育有机融合，教育学生学好专业、立志创业、干好事业，报效祖国，服务人民。培养学生严谨的科学态度、实事求是、不弄虚作假，以事实为依据进行科研创作。让学生了解科学知识，掌握科学方法，遵守科学伦理，遵行科学价值观	课堂测验（1）：就医学科研道德进行测验，重点考查学生对专业知识的掌握程度，培养学生的诚信品质，激发学生的家国情怀	
	人体实验的意义	1.3 诚信品质	案例：反应停案	引入案例，从而强调合理用药的重要性，培养学生全面的思维能力。教育学生树立正确的择业观和创业观，使其养成爱岗敬业、诚实守信、勇于担当、乐于奉献的良好品质。树立科学态度，了解科学知识，掌握科学方法，遵守科学伦理，培养科学价值观	课后作业（5）：完成"学习通"上的课后作业，根据课后作业评分表（见表4-6），重点考查学生对人体实验的认知程度，培养学生的诚信品质	

续表

课程模块	课程内容	双创要素	教学素材	教学实施建议	考核评价	备注
模块七：生命与死亡伦理	生命伦理	4.2 医学人文	案例：代孕案例	引入代孕案例，让学生分组讨论生物学论文父母与生育父母相关内容及我国的法治体系。引导学生认同中国特色社会主义法律思维的法治意识和法律思维习惯，养成良好的法治意识和法律思维习惯，自觉遵守法律法规。让学生在掌握所学专业法律法规，基本知识技能同时，了解掌握相关行业法律法规，解决在创新创业中遇到的法律问题。让学生学会尊重生命的发展规律，遵循人文精神，树立以人为中心的理念，崇尚人文关怀	课堂测验（2）：就生命伦理的理论基础布置课堂测验，重点考查学生对专业知识的掌握程度，培养学生的人文关怀精神	
	死亡伦理	5.4 创造精神	材料：斯芬克斯之谜	通过阅读材料——斯芬克斯之谜，引发学生思考，培养学生综合运用已知的知识、方法，激发其好奇心、想象力，使其形成创新思维，挖掘自身潜能，探索未知世界。教育学生看问题要深入透彻，不能只看表象，正确地看待生与死人生的意义	课后作业（6）：完成"学习通"上的课后作业，根据课后作业评分表（见表4-6），对课后作业进行评分，重点考查学生对死亡伦理的认知意识和创造性思维能力	
模块八：医学人文道德的评价和监督	医学道德评价的方式	5.2 劳模精神	材料：社会舆论（播放媒体对医院进行的报道）	组织学生观看访谈视频《生命缘》《人间世》等相关人物的视频，讲解劳模人物事迹，诠释劳模精神内涵，教育学生以劳模为榜样，要弘扬中华民族的传统美德，培养学生勇于奉献的劳模精神	课后作业（7）：完成"学习通"上的课后作业评分表，根据课后作业评分表（见表4-6），对课后作业进行评分，重点考查学生对医学道德的认知程度，培养学生的奉献精神和劳模精神	

续表

课程模块	课程内容	双创要素	教学素材	教学实施建议	考核评价	备注
模块八：医学人文道德的评价和监督	医学道德教育与修养	5.1 劳动精神	材料：感动中国之韦加宁	组织学生观看视频：感动中国之韦加宁，讲解其中所蕴含的劳动精神。教育学生树立正确的择业观和创业观，养成爱岗敬业、诚实守信、勇于担当、乐于奉献的良好品质。培养学生至纯至精，追求卓越的专业精神。使学生认识到要不断打磨其自身的临床技能，锤炼临床治疗思维，只有不断地辛勤劳动、追求卓越、持续提升，才能成为中国社会主义康复事业的合格建设者和接班人	课后作业（8）：完成"学习通"上的课后作业，根据课后作业评分表（见表4-6），对课后作业进行评分，重点考查学生对医学道德的认知程度，培养学生脚踏实地、勤勤恳恳的劳动精神	

五、考核评价

根据"医学人文"课程"五育融合"双创教育教学实施路径中考核评价栏目规定的考核方式，过程性评价与终结性评价相结合，采用多元化考核评价方式，注重学生创新精神、创业意识和创新创业能力评价。

（一）评价形式

具体评价形式见表4-2。

表4-2 评价形式表

项目	小组讨论	作品设计	课堂测验	课后作业
数量	5	1	2	8
占比（%）	31	6	13	50

（二）评价标准

1. 小组讨论

方式一：小组讨论，组长汇报。组内学生自评占50%，学生互评占50%；全体学生评价组长汇报情况占40%，教师评价组长汇报情况占60%。组长汇报成绩作为小组成员成绩。适用于小组讨论（1）、（2）、（4）。小组讨论评分表见表4-3。

表4-3 小组讨论评分表

项目	主题突出	时间控制	仪表仪容	应变能力	回答问题	备注
权重	0.3	0.2	0.1	0.1	0.3	

方式二：小组讨论，小组撰写讨论报告。组内学生自评占30%，学生互评占30%，教师评价小组报告撰写情况占40%。小组报告成绩作为小组

成员成绩。适用于小组讨论（3）、（5）。小组讨论评分表见表 4 - 4。

表 4 - 4 小组讨论评分表

项目	主题突出	时间控制	仪表仪容	应变能力	回答问题	备注
权重	0.3	0.2	0.1	0.1	0.3	

2. 作品设计

本课程过程性评价中，作品设计共 1 个，作品满分 100 分。评分方式为：组内学生评价占 30%，全体学生评价占 30%，教师评价占 40%。作品设计评分要点见作品设计评分表（见表 4 - 5）。适用于所有作品设计。

表 4 - 5 作品设计评分表

项目	设计理念新颖	设计方案合理	符合设计要求	新技术应用	设计作品完整	备注
权重	0.2	0.2	0.3	0.2	0.1	

3. 课堂测验

本课程过程性评价中，课堂测验共 2 个，每份课堂作业满分 100 分，通过"学习通"记录学生成绩。课堂测验题包括专业知识测试题和开放型测试题：专业知识测试题中客观题由"学习通"自动评判，主观题和开放型试题由教师评价，考查学生的作答是否情感、思想健康，符合题意，是否有深刻、丰富的内涵，是否有创新；开放型试题旨在激发学生自我表达能力和想象力，培养创新型人才。

4. 课后作业

本课程过程性评价中，课后作业共 8 个，根据考核内容分为：报告式作业，主要考查学生是否能够根据要求查阅资料、内容和材料是否翔实、是否能够将相关专业知识及理论联系；论文式作业，主要考查学生是否能综合分析问题、条理是否清晰，解决问题的方法是否有创新性。课后作业根据学生完成情况由任课教师综合评定，采用百分制方式赋分。课后作业评分表见表 4 - 6。

表 4 – 6 课后作业评分表

项目	作业完成	知识掌握	知识运用	价值正向	备注
权重	0.3	0.2	0.3	0.3	

5. 终结性评价标准

围绕"五育融合"课程创新创业教育目标，组织终结性评价，包含平时成绩、期中考试和期末考试两类，采取百分制计分，平时成绩占比20%，期中考试占比10%，期末考试占比70%，采取纸笔作答。试题形式和内容突出基础性、综合性、应用性和创新性，通过设计开放性、探究性试题以及非标准答案的试题，在考查专业知识的基础上，引导学生多角度认识问题，鼓励学生主动思考、发散思维，考查和培养学生的探究意识和独立思考、创新能力。

（三）评价结果计算

根据《山东协和学院"五育融合"大学生创新创业指数综合测评办法》，计算"五育融合"课程创新创业基础指标达成度和学生创新创业基础指标达成度。

（四）评价结果使用

教师针对达成度低的分项指标进行全面分析，从教学目标设计、教学方法使用、教学环境创设、教学活动组织、学生学情等方面撰写教学反思，优化教学设计，持续改进教学，提高课程教学质量。

围绕学生个体达成度低的分项指标进行系统分析，从学生学习态度、学习习惯、学习方式等方面分析原因，对学生进行个性化辅导，引导学生增强创新精神，树立创业意识，提高创新创业能力。

第五章

"康复医学概论"课程
"五育融合"创新创业教育教学设计

一、课程基本情况

"康复医学概论"是康复治疗学的专业核心课程,本课程在全方位概括和论述康复医学的基础上,分别阐述了康复和康复医学的概念、残疾学、功能障碍、康复伦理、残疾学等内容。本课程共计 32 学时,其中理论 26 学时,实验 6 学时,共计 2 学分。

通过本课程的学习,帮助学生树立现代康复理念,掌握现代康复医学的基本理论知识,熟悉功能障碍的预防、评定和康复治疗,熟悉临床常见病损的康复治疗原则,使其具备康复治疗的基本技能,为后续专业技术平台课程(如康复评定学、语言治疗学等课程)的学习奠定基础。

二、课程"五育融合"双创教育教学目标

本课程围绕康复治疗学专业人才培养目标,结合教学内容,落实"五育融合"要求,在创新创业教育方面达到以下教学目标:

(1)结合康复医学概述、康复伦理、残疾与预防、功能障碍的评定、机构康复和康复医学的科学研究等教学内容,挖掘家国情怀、社会责任、诚信品质、敬业精神元素,培养学生坚定的中国特色社会主义信念、高度的社会责任感和职业认同,使其具有诚信品质、钻研精神,爱岗敬业,不断提高

创新创业能力。

（2）结合康复医学、康复效益、功能障碍评定及治疗、康复医学科分层转诊等教学内容，挖掘专业知识、专业技能、专业素养和双创素质元素，帮助学生掌握康复医学诊疗中的必备专业知识，使其具备扎实的专业技能、良好的沟通和宣传能力，提高学生的创新创业意识，将个性发展和创新创业过程相结合。

（3）结合功能障碍的评定和治疗、社区康复、康复协作和临床医学科学研究设计等教学内容，挖掘坚强意志、拼搏精神、协作精神、竞争意识元素，培养学生坚忍不拔的顽强意志，不惧困难、开拓创新的毅力，吃苦耐劳、拼搏进取的勇气，团队配合、相互协作的风貌和不甘落后的竞争意识。

（4）结合康复效益、残疾学相关法规、机构康复、康复医学科分级管理等教学内容，挖掘医学人文、艺术素养元素，培养学生自主分析问题、解决问题的能力，使其树立"以患者为中心"的理念，将生命价值与患者健康紧密结合，树立高度的社会责任感。

（5）结合循证医学、康复医学科常用设备等教学内容，挖掘劳动精神、工匠精神、创造精神元素，培养学生勇于创新的时代精神和精益求精的工匠精神，激励学生一丝不苟、追求卓越，提升其创新创业精神和实践能力。

三、课程知识与"五育"中的双创要素

（一）模块一：概论

1. 康复的内涵与特点

世界卫生组织将康复的内涵定义为"采取一切措施以减轻残疾带来的影响并使残疾人重返社会"。因此，康复是指应用各种措施减少患者的功能障碍，提高患者生存质量。为了更好地服务社会，中国康复研究中心于1988年成立，为解决残障患者的社会、心理及家庭问题设立了社会康复医学科，着重处理工伤认定、交通事故赔偿建议、家庭社会无障碍环境设计、婚姻家庭调解等事件。同学们在了解康复医学中心的事迹后，应学习作为康复医学研究者的社会责任感和家国情怀。培养学生作为将来的康复治疗师服

务社会、关心残障人士的人道主义精神和使命感。

2. 康复医学的内涵和发展史

康复医学是一门新兴学科，只有70余年的历史，1948年由世界卫生组织首先提出。英美等国家率先创立康复医学学科，后传入中国。由于社会制度不同，康复医学传入中国时其诊疗理念与中国传统理念有所冲突，所以如何平衡并取其精华是重点。在脑卒中的治疗中，中国和德国的脑卒中治疗方案有较大的不同。中国勇于引进德式康复并结合传统医学加以改进。通过学习，让学生领会中国康复治疗发展过程中康复医学前辈所做出的努力，激发学生的探索精神，培养学生致力于打造中国标准、中国质量的强烈的社会责任感。

3. 康复医学内容

康复医学包括基础康复、康复功能评定学、康复治疗学、临床康复学、社区康复等内容，综合描述整个康复治疗全过程。康复治疗学中的中国传统治疗方法（针灸、太极拳、气功、推拿等）在疾病康复过程中起到了举足轻重的作用。"靳三针"的创制者——靳瑞自主探索并形成了"靳三针"理论，用于治疗吞咽困难、言语障碍等常见的疾病后遗症。学生应学习其高度的敬业精神。培养学生不断钻研专业技能，提高其自主学习和科研能力，同时提高学生对我国传统中医疗法的认同感和作为中国人的自豪感，激发学生的爱国情怀。

4. 康复效益

康复效益包括康复医学的功能效益、康复医学的医疗效益、管理效益和经济效益。其中功能效益最终影响到患者的生存质量。常见的疾病（如脑卒中）通常遗留包括运动障碍、语言障碍、吞咽障碍等多种后遗症，其中着重强调卒中后的精神障碍（常见抑郁和焦虑）。规范的康复治疗能有效改善其功能障碍，降低复发比例。学习康复效益使学生明确作为一位康复治疗师不但要具有专业知识和技能，关心患者功能恢复，还要关心患者的心理健康，树立"以患者为中心"的理念，将患者生命价值与健康紧密结合。

（二）模块二：康复伦理问题

1. 临床康复实践中的伦理问题

临床康复实践中的伦理问题涉及个体化康复方案的制定和医患关系的处

理。在实际康复实践中，应重视与患者之间的沟通交流和知情同意问题，重视患者的知情权。医院在临床实践中都严格执行术前知情同意书签署原则和规范，学生应了解良好的医患沟通的重要性。通过学习，培养学生与患者沟通交流的能力和良好的诚信品质。

2. 政策、法规问题

现代康复医学的创新与发展是由新时期的多方面因素不断成熟而不断促成的，包括资源分配、康复医疗支出及医保政策制定、医疗服务体系公平原则、保险及康复、医疗法律诉讼的应对等。其中遵守医保政策法规是维护医疗公平的前提。如果违反法规将受到严惩，比如沧州6家医疗机构就因为违规操作被查并受到了相应的惩罚。通过学习，要让学生遵守职业道德规范，具有高度的规则意识、责任意识和法治思维。

3. 康复专业职责

康复专业职责包括科学研究、专业人员职业、康复预防、人员培训等。规范的遵守康复专业职责有助于临床实践的顺利开展，所以应严格遵守和实践康复专业职责。为起督促作用，很多医院开展康复治疗师"医德之星"评选活动，在评选过程中注重医师的职业道德和专业职责。培养学生严肃负责、精益求精的敬业精神。

4. 宣传和教育

康复宣传教育是康复工作中的重要一部分，其有利于搞好疾病预防，提高人口素质。中国康复研究中心制作了智力残疾康复的宣传片，片中详细宣传了智力残疾康复的方法、路径和互动方式。通过学习，学生能够从中领略中国康复研究中心对智力残疾恢复所做出的不懈努力，并总结对患者和社会各层面展开宣传和教育的重要性。培养学生的专业素养，使其具备对公众就疾病预防、健康促进等知识进行宣传教育的能力。

（三）模块三：残疾学

1. 残疾人和致残原因

残疾是指由于各种躯体、心理疾病或损伤及先天性异常所导致的人体解剖结构、生理功能的异常和（或）丧失，造成机体长期、持续性或永久性的身心功能障碍状态。这种身心障碍可能会对患者的生存质量造成较大影响，尤其是儿童。为了解决残疾儿童的困境，国务院于 2018 年发布了《关于建立残疾儿童康复救助制度的意见》。通过学习，提高学生的民族自豪感和爱国情怀，激发其创新意识，鼓励其提出新机制解决儿童康复问题。

2. 残疾与预防

残疾包括三级预防。医学不断进步可以减轻残疾，提高预防质量。国务院办公厅印发《国家残疾预防行动计划（2016～2020 年）》，这是我国首个在残疾预防领域的国家级政策文件，也是推进健康中国建设的重要举措。关于残疾预防的政策要点解读可以激发学生身为中国人的自豪感和爱国主义情怀，并且激发其作为康复治疗师的社会责任感。

3. 相关政策法规

残疾人在实现其个人潜能中受到生理、法律、社会等多方面阻碍。各国政府应制定发布一系列法规以保证残疾人的合法权益和公平发展。课上发布讨论任务：残疾人是否该享有一切民主权利？如何实现？要让学生平等对待残障人士，不歧视、不漠视，维护残疾人的基本人权，提高人文素养，树立"以患者为中心"的理念，具有高尚的职业道德和使命感。

（四）模块四：功能障碍

1. 功能障碍的评定

在全面了解评定对象的临床情况的基础上，功能评定需要包括：确定现存的和康复所要求的功能水平，确定受限制的性质和严重程度，确定受限制的因素，ICF 体系作为功能障碍评定的基本框架。课上发布讨论任务：如果出现功能障碍该如何科学评定？中国运动员桑兰受伤后被评定为脊髓损伤高位截瘫，但是仍然积极参与康复治疗。要让学生从桑兰的经历中学习到竞争意识、奋力拼搏的体育精神，以及受伤后仍然乐观向上、积极康复和生活的品质。

2. 功能障碍的治疗

功能障碍的治疗中需要辅助工具，其中假肢就是帮助患者恢复功能非常重要的发明。具有代表性的是布莱齐福德（Blatchford）假肢研制的故事。从 1890 年起，布莱齐福德一直置身于假肢、矫形器产品的研发和生产，通过 130 多年的开拓、创新和努力，创造了世界上完全集成的假肢系统，获得了英国女王大奖和设计委员会大奖,成为全球范围内专业的假肢生产企业。正是有这种"一直被模仿,从未被超越"的底蕴,其被行业内尊为翘首。培养学生不断拼搏、精益求精的精神,并且启发学生有针对性地展开相关创新创业项目研究,培养其双创素质。

(五)模块五:康复医学工作方式和流程

1. 机构康复

机构康复是整体康复,是各级各类医疗机构从事康复医疗业务中应遵循的基本原则。国家大力支持鼓励机构康复的建设。国务院办公厅印发的《"十三五"国家老龄事业发展和养老体系建设规划》中指出:要加强老年康复医院、护理院、临终关怀机构和综合医院老年病科建设;加强康复医师、康复治疗师、康复辅助器具配置人才培养,广泛开展偏瘫肢体综合训练、认知知觉功能康复训练等老年康复护理服务。学习国家关于机构康复的政策要点,激发学生身为中国人的自豪感和爱国主义情怀,并且激发其作为康复治疗师的社会责任感。

2. 社区康复

社区康复工作离不开社区的帮扶。国务院办公厅发布了《关于支持社会力量提供多层次多样化医疗服务的意见》,鼓励社会力量举办康复医疗机构、护理机构,打通专业康复医疗服务、临床护理服务向社区和居家康复、护理延伸的"最后一公里"。社区康复的精髓在于社区组织、团结协作。培养学生重视团队力量,使其互相协作展开协同创新。

3. 工作方法——康复协作

康复医学强调全面的、综合性的康复服务,其服务对象通常是有各种负责问题的残疾人或者有功能障碍的患者。中国康复医学会主办的康复比赛铂金案例,可以帮助同学们了解康复协作的重要性,使其看到团队协作带来的"1+1>2"的效果。激发学生的爱国主义精神和团队协作意识,使学生明白沟通互助和交流是解决问题最有效的方法。

4. 康复工作流程

康复工作是一个系统化工程,必须按照一定的规律有计划、有步骤地进行。在门诊情景中,医生、护士、病人、治疗师在康复工作流程中都是非常重要的元素，遵循规范的流程有助于康复工作的顺利开展。培养学生领会规则的重要性，使其了解遵守规定和爱岗敬业是必备的基本素质。

（六）模块六：康复医学中的科学研究

1. 临床医学科学研究设计

临床医学科学研究离不开实验，实验设计是科学研究至关重要的环节。实验设计的基本原则是重复、对照和随机化。新冠疫苗的开发与临床试验设计就遵循此基本原则。新冠疫苗从开发到临床试验设计都科学规范，通过学习，培养学生在临床研究中恪守规则、一丝不苟、精益求精，并且注重团队协作。

2. 循证医学

循证医学即遵循科学证据的医学，是在医学领域发展起来的新兴医学模式。循证医学发展史也是整个医学不断发展规范的过程。循证医学的创始人高登教授创立循证医学的初衷就是尊重临床证据。要鼓励学生尊重科学，努力创新，追求卓越，培养学生不断探索、精益求精的工匠精神。

（七）模块七：康复医学科的设置和常用设备

1. 康复医学科的设置

康复医学科是在康复理论的指导下应用功能评定和物理治疗、作业治疗、言语治疗、认知治疗、心理康复、传统康复治疗等医学诊断和诊疗技术，为患者提供全面的诊疗服务的临床科室。康复医学科的设置与医疗卫生体制变革有密切的关系，我国的康复医学科可利用传统医学优势，开展有中医特色的康复治疗技术。培养学生弘扬中国传统文化，激发学生的爱国情怀和使命担当，鼓励学生要有良好的职业道德和敬业精神。

2. 康复医学科常用设备

常用设备包括评定设备、治疗与训练设备、辅助角形设备等。理疗设备在康复医学科是必不可少的，其中针灸结合理疗是康复医学科常用的诊疗手段。明代的杨继洲利用针灸促进肢体康复、治疗疾病，并编纂了《针灸大成》这部著作。这部著作的写作过程是不断精益求精的过程。培养学生不断探索、精益求精的工匠精神，唤起学生对中医针灸疗法的认同，鼓励学生弘扬中国传统文化、不断提高技能水平。

（八）模块八：康复医学科诊疗工作常规

1. 康复医学科病历书写

康复医学科的病历书写既要重点突出康复医学功能性的特点，又要体现专科疾病特点，需符合规范化管理的要求。如果写作不规范可能会引起纠纷，在临床实践中病历书写的纠纷案例层出不穷。培养学生严谨求实、诚信敬业的精神，使其了解医疗行为过程中必须实事求是、遵守法律，要具有高度的社会责任感。

2. 康复医学科门诊、病房工作常规

康复医学科门诊和病房具有各自独立又相互联系的常规工作流程，要让学生了解在临床实践中应严格遵守工作常规，奋力拼搏（向周南等医学前辈学习），树立正确的价值观，严格约束自己，成为仁心仁术好医生。

3. 分层分级管理及转诊

分层管理即综合医院的康复医学科管理、康复中心管理、社区管理。中共中央、国务院发布了《中共中央国务院关于深化医药卫生体制改革的意见》，国家要求逐步建立分层级和阶段的康复医疗服务体系。通过学习，让学生了解分层转诊过程流程，明确团队协作的必要性，培养学生"以患者为中心"、对患者负责的人道主义精神。

4. 社区居民康复知识

社区居民的康复知识关系康复治疗常规转诊的效率，所以如何向社区居民普及康复知识是医学生学习过程中需要思考的问题。培养学生对公众就疾病预防、健康促进等知识进行宣传的能力及其团队协作精神。

四、课程"五育融合"双创教育教学实施路径

"康复医学概论"课程"五育融合"双创教育教学实施路径见表5-1。

表5-1 "康复医学概论"课程"五育融合"双创教育教学实施路径

课程模块	课程内容	双创要素	教学素材	教学实施建议	考核评价	备注
模块一：概论	康复的内涵与特点	1.4 敬业精神	案例：中国康复研究中心为解决残障患者的问题而做出不懈努力	通过案例分析：中国残障研究中心为解决残障患者社会、着重处理工伤认定、交通事故赔偿建议、家庭社会无障碍环境设计、婚姻家庭调解等事件，引发学生讨论，设立项目并分组解决，使同学们具有其作为康复医学研究者的职业使命感和社会责任意识，倡导学生作为未来的康复治疗师要一丝不苟、精益求精，为不断提高康复技术水平和能力不懈努力	小组讨论（1）：按照小组讨论评分表（见表5-3），根据答题情况，由教师、学生给予评价，重点考查学生对康复的认知与了解	
	康复医学的内涵和发展史	1.2 社会责任	案例：从ICU到新生——"德式"康复的背后	通过学生自主探索案例中中国和德国治疗方案的异同又中国引进"德式"康复并加以改进的事件，并让学生分享自己的讨论结果，使其从中了解中国康复治疗发展过程中康复医学前辈所做出的努力。激发学生致力于打造中国标准、中国质量的强烈的社会责任感	课后作业（1）：按照课后作业评分表（见表5-5），根据评价，重点考查学生对我国康复学发展的感悟	
	康复医学内容	1.1 家国情怀 2.2 专业技能	案例："斩三针"的创制者——靳瑞	康复治疗学中的中国传统治疗方法（针灸、太极拳、气功、推拿等，在疾病康复过程中起到了举足轻重的作用。本案例介绍了"斩三针"的创制者——"靳三针"讨论靳瑞创制"靳三针"治疗吞咽困难、言语障碍等常见疾病的疾病后遗症和靳三针的临床疗效。培养学生不断钻研专业技能，提高自主学习和科研能力，同时提高学生对我国传统中医疗法的认同感和作为中国人的自豪感，激发学生的爱国情怀	课后作业（2）：按照课后作业评分表（见表5-5），根据评价，重点考查康复医学学内容的了解	

续表

课程模块	课程内容	双创要素	教学素材	教学实施建议	考核评价	备注
模块一：概论	康复效益	2.1 专业知识 4.2 医学人文	案例：脑卒中后，过好"心理"这一关	学生通过自学分组列举脑卒中后可能出现的后遗症，其中包括活动障碍、语言障碍、吞咽障碍等，着重强调脑卒中后的精神障碍，常见抑郁和焦虑。通过分析案例使学生明确作为一位康复治疗师不但要恢复患者功能，还要关心患者的心理健康，树立"以患者为中心"的理念，将患者生命价值与健康紧密结合	小组讨论（2）： 按照小组讨论评分表（见表5-3），根据小组汇报及问题解答情况，由教师给予评价，重点考查学生对康复效益的认知	
模块二：康复伦理问题	临床康复实践中的伦理问题	1.3 诚信品质 2.3 专业素养	材料：医院术前知情同意书签署原则规范	临床康复实践中的伦理问题涉及个体化康复实践中，应制定和医患关系的处理，在实际康复实践方案的制定和医患之间的沟通交流和知情同意。医院术前知情同意书签署原则规范，通过阅读材料，使学生明白良好的医患沟通的重要性，培养学生与患者沟通交流的能力和良好的诚信品质	课后作业（3）： 按照课后作业评分表（见表5-5），根据课后实践的情况进行评价，重点考查学生对康复实践的应用	
	政策、法规问题	1.2 社会责任 1.3 诚信品质	材料：康复医疗保险政策 案例：沧州6家医疗机构违规操作被查	学生课前自学，通过沧州6家医疗机构违规操作被查的案例展开讨论和分析，最后就以下问题得出结论：违规操作有哪些？触犯了哪些法律法规？通过材料分析和案例警示让学生遵守职业道德规范，使其具有高度的规则意识、责任意识和法治思维	课后作业（4）： 按照课后作业评分表（见表5-5），对学生的课后作业给予评价，重点考查学生对政策、法规问题的认识	

续表

课程模块	课程内容	双创要素	教学素材	教学实施建议	考核评价	备注
模块二：康复伦理问题	康复专业职责	1.4 敬业精神	材料：康复治疗师"医德之星"评选	学生学习康复治疗师的职责以后，通过观看视频"某医院康复治疗师'医德之星'评选活动"的节段，分组讨论作为康复治疗师应具备的基本素质，以任务为导向开展问卷调查，探索学生心目中的医德之星内容，通过本次学习活动使学生明确怎样才能做好一名康复治疗师，使其具备严肃负责、精益求精的精神	课后作业（5）：按照课后作业评分表（见表5-5），根据学生的课后作业情况进行评价，重点考查学生对康复职责传承的使命感	
	宣传和教育	2.3 专业素养	案例：中国康复研究中心——智力残疾康复	康复医学宣传和教育的重心之一是搞好残疾预防和提高人口素质。带领学生观看视频：中国康复研究中心关于智力残疾康复的宣传片。学生观看宣传片后分组总结此宣传片中的主要要素，并总结对患者和社会各层面展开宣传和教育的重要性。培养学生的专业素养、健康预防、健康促进等知识，进行宣传教育的能力	课后作业（6）：按照课后作业评分表（见表5-5），对学生的课后作业给予评价，重点考查康复的宣传和教育	
模块三：残疾学	残疾人和致残原因	1.1 家国情怀	材料：《关于建立残疾儿童康复救助制度的意见》	学习方式：情景模拟活动。情景模拟主题：假设你是一位残疾儿童。学生分组设定某一种残疾状态，分享设自己作为某残疾儿童可能遇到的困难，设身处地地感受作为一名残疾人建立对残疾儿童关怀，培养其民族自豪感和爱国情怀，激发其创新意识，使其未来能够提出新机制解决儿童康复问题	小组讨论（3）：按照小组讨论评分表（见表5-3），根据学生在讨论群发帖，分教师评分（感悟意）和学生评分（点赞数），按比例给予相应赋分	

续表

课程模块	课程内容	双创要素	教学素材	教学实施建议	考核评价	备注
模块三:残疾学	残疾与预防	1.1 家国情怀 1.2 社会责任	材料:《人民日报》人民时评:残疾预防,以健康成就小康	国务院办公厅印发《国家残疾预防行动计划(2016~2020年)》,这是我国首个在残疾预防领域的国家级政策文件,也是推进健康中国建设的重要举措。让学生分组讨论国家关于残疾预防的政策要点,要针对学生感兴趣的点展开讨论。培养学生自觉践行健康中国改革,积极投身国家残疾预防领域,使其具有作为康复治疗师的使命感和责任感	小组讨论(4):按照小组讨论评分表(见表5-3),重点考查学生对残疾与预防方面的感悟与见解	
	相关政策法规	1.2 社会责任 4.2 医学人文	案例:联合国2856号决议《精神迟滞者权利宣言》	课上给学生分组发布讨论任务,任务主题:残疾人是否该完全享有一切民主权利?如何实现?通过这个案例让学生自主总结并共享结论,不收歧视、不漠视,要让学生平等对待残障人士。通过学习,维护残疾人的基本人权,以患者为中心"的理念,鼓励学生树立"以患者为中心"的理念,使其具有高尚的职业道德和使命感	课后作业(7):根据课后作业评分表(见表5-5),对课后查看学生在相关政策法规等方面的认知和感悟	
模块四:功能障碍	功能障碍的评定	1.1 家国情怀 3.2 拼搏精神	案例:体操运动员桑兰:脊髓损伤高位截瘫	让学生观看体操运动员桑兰受伤的视频和相关报道,分组讨论其可能的康复方案。让学生从桑兰的经历中学习到到爱国、敬业、自力拼搏的运动员精神,以及受伤后仍然乐观向上、积极康复和生活的品质	小组讨论(5):按照小组讨论评分表5-3),根据学生在讨论群发帖、分数评分(感悟方面的立意)和学生评分(点赞数),按比例给予相应赋分	

续表

课程模块	课程内容	双创要素	教学素材	教学实施建议	考核评价	备注
模块四：功能障碍治疗	功能障碍的治疗	2.4 双创素质 3.2 拼搏精神	案例：布莱齐福德假肢研制案例	功能障碍的治疗中需要辅助工具，其中假肢是帮助患者恢复功能非常重要的发明。带领学生分析案例：布莱齐福德（Blatchford）假肢研制的故事。从1890年起，布莱齐福德一直致力于假肢、矫形器产品的研发和生产，通过置身于假肢、矫形器产品的研发和生产130多年的开拓、创新和努力，创造了世界上完全集成的假肢系统，成为全球范围内专业的假肢设计委员会员大奖。正是有了这种"一直被模仿，从未被超越"的底蕴，其数行业内尊为冠首。通过案例分析，培养学生不断拼搏、精益求精的精神，并且启发学生有针对性地展开相关创新创业项目研究、培养其双创素质	课后作业（8）：根据学生的课后感给予评价，对考查学生对功能障碍的治疗方面的感悟（见表5-5）	
模块五：康复医学的工作方式和流程	机构康复	1.1 家国情怀 4.2 医学人文	材料：《"十三五"国家老龄事业发展和养老体系建设规划》	带领学生学习政策：国务院办公厅印发的《"十三五"国家老龄事业发展和养老体系建设规划》，要关怀机构和综合医院老年病科室建设，康复医院、护理院，临床培养，广泛开展康复助体综合训练，认知知觉康复功能康复训练等老年康复护理服务。学生分组讨论国家关于机构康复的政策要点，激发其身为中国人的自豪感和爱国主义情怀，以及其身为康复治疗师的职业使命感	作品设计（1）：根据学生在课堂的设计，按照作品设计评分表（见表5-4）。按比例给予相应赋分	

续表

课程模块	课程内容	双创要素	教学素材	教学实施建议	考核评价	备注
	社区康复	3.3 协作精神	材料：《国务院办公厅关于支持社会力量提供多层次多样化医疗服务的意见》	社区康复工作离不开社区的帮扶。带学生学习政策要点：国家鼓励社会力量举办康复医疗机构、护理服务，打通专业康复医疗、临床护理服务和社区和居家康复、护理延伸的"最后一公里"。以此为主题展开讨论，让学生分享自己对国家政策的感想和对社区康复前景的预测，使其了解社区康复的精髓在于社区组织、团结协作，培养学生重视团队协作，使其互相协作展开协作创新	课后作业（9）：按照课后作业评分表（见表5-5），根据评价，重点考查学生对社区康复的认知	
模块五：康复医学的工作方式和流程	工作方法——康复协作	3.3 协作精神	案例：第三届手功能康复创新创业大赛铂金案例	通过材料、图文的方式介绍中国康复医学会主办的康复比赛铂金案例，发布学生讨论任务：讨论此团队中，有几种不同的康复协作种类？从中发掘团队协作带来的"1＋1＞2"的效果。要激发学生的爱国主义精神和团队协作意识，使学生明白沟通和交流是解决问题最有效的方法	课后作业（10）：通过课后作业评分表（见表5-5），教师就学生提交的工作方法的见解进行评价	
	康复工作流程	1.2 社会责任 1.4 敬业精神	材料：康复门诊工作流程	学习康复门诊工作流程，组织课堂活动：情景模拟。设定一门诊情景，在实验中心的模拟病房与模拟诊室开展活动，由不同同学扮演病人、护士、医生、治疗师，通过情景模拟真实展现整个门诊的工作流程，培养学生在实际工作中的责任意识，认识到模拟中领会规则的重要性，认识到遵守规定遵守规则是必备的基本素质	课后作业（11）：按照课后作业评分表（见表5-5），根据评价，重点考查学生对康复工作流程的认知	

续表

课程模块	课程内容	双创要素	教学素材	教学实施建议	考核评价	备注
模块六：康复医学中的科学研究	临床医学科学研究设计	1.4 敬业精神 3.3 协作精神	材料：从新冠疫苗看临床试验设计与运营	临床医学科学研究离不开实验，实验设计是重要的环节，实验设计的基本原则是重复、对照和随机化。以此引入本次材料，带领学生解读新冠疫苗从开发到临床研究中恪守规则的过程性资料，培养学生在临床研究中格守规则的一丝不苟、精益求精，并且注重团队协作	小组讨论（6）：按照小组讨论评分表（见表5-3）评分，重点考查学生对临床医学科学研究设计的感悟	
	循证医学	5.3 工匠精神	材料：循证医学发展史 案例：加拿大麦克马斯特大学的临床流行病学教授高登创立循证医学的故事	多媒体播放循证医学发展史相关材料，重点向学生介绍高登教授创立循证医学的初衷，引发学生讨论：循证医学的核心是什么？循证医学如何操作？让学生自主探索完成任务。通过这过程鼓励学生尊重科学、报告并共享，追求卓越，培养学生不断探索、精益求精的工匠精神，努力创新	课后作业（12）：按照课后作业评分表（见表5-5），根据学生课后作业完成情况进行评价，重点考查学生对循证医学的理解	
模块七：康复医学科的设置和常用设备	康复医学科的设置	1.1 家国情怀 1.4 敬业精神	案例："医圣"张仲景	康复医学科的设置与医疗卫生体制变革有密切的关系。我国的康复医学科可利用传统医学优势，开展有中医特色的康复治疗技术。用图文、视频资料讲述"医圣"张仲景在东汉末年利用中医散人的案例，弘扬中国传统文化，激发学生的爱国情怀和使命担当。同时通过张仲景的行医故事鼓励学生，使其具有良好的职业道德和敬业精神	小组讨论（7）：按照小组讨论评分表（见表5-3），重点考查学生在课后汇报时对康复医学科设置的基本原则的认知	
	康复医学科常用设备	1.4 敬业精神 5.3 工匠精神	案例："针灸大成"——杨继洲	理疗设备在康复医疗是必不可少的，其中针灸结合理疗是康复医学科常用的诊疗手段。用图文、视频资料讲述杨继洲利用现代针灸促进肢体康复和治疗疾病的案例，培养学生不断探索、精益求精，唤起学生对中医针灸疗法的认同，鼓励学生弘扬中国传统文化，不断提高技能水平	课后作业（13）：按照课后作业评分表（见表5-5），根据学生课后作业后查学生对康复医学科常用设备的认识	

续表

课程模块	课程内容	双创要素	教学素材	教学实施建议	考核评价	备注
模块八：康复医学科诊疗工作常规	康复医学科病历书写	1.2 社会责任 1.3 诚信品质	案例：病历书写与医疗纠纷	课上观看资料片"病历书写与医疗纠纷"，通过大量案例让学生有深刻的感性认识，然后分组进行角色扮演。通过案例推演病历书写不规范带来的潜在医疗纠纷。通过此类案例培养学生严谨求实、诚信敬业的精神，使其认识到医疗行为过程中必须实事求是、遵守法律，具有高度的法制意识	课后作业（14）：按照课后作业评分表（见表5-5），根据学生课后作业情况进行评价，重点考查学生对康复医学科病历书写的认知	
	康复医学科门诊、病房工作常规	1.4 敬业精神 3.2 拼搏精神	案例："最美医生"——周南	通过观看材料，采用情景模拟的方式，在讲授康复医学门诊和病房工作常规的基础上，引导学生分享、小组讨论的事迹，并且让学生就此导学生树立正确的价值观，使其遵守规则、备力拼搏，严格约束自己，成为仁心仁术好医生	小组讨论（8）：按照小组讨论评分表（见表5-3），重点考查学生时康复医学科门诊、病房工作常规的认知	
	分层分级管理及转诊	3.3 协作精神 4.2 医学人文	材料：分层转诊流程图	通过材料介绍分层转诊流程，并且分组进行实践推演。了解各不同疾病模式下的病人转诊流程，在此基础上明确团队协作性的必要性。培养学生"以患者为中心"、对患者负责的人道主义精神	课后作业（15）：按照课后作业评分表（见表5-5），根据学生课后作业情况进行评价，重点考查学生对分层分级管理及转诊的认知	
	社区居民康复知识	2.3 专业素养 3.3 协作精神	活动：社区居民康复知识普及	社区居民的康复知识关系康复治疗常规转诊的效率，本部分利用某社区居民康复知识普及活动的案例，通过学生分组讨论并形成汇报材料，培养学生对公众疾病预防、健康促进等知识进行宣传的能力及其团队协作精神	课后作业（16）：根据小组汇报情况，教师、学生和组内成员分别对各个小组进行评价，重点考查学生对社区居民康复的认知	

五、考核评价

根据"康复医学概论"课程"五育融合"双创教学实施路径中考核评价栏目规定的考核方式，采用过程性评价与终结性评价相结合的方式进行评价。过程性评价可检测学生的学习过程，终结性评价可评定学生的学习进展和成就，作为成绩报告和教育决策的参考。采用多元化考核评价方式，可以更全面更真实地反映学生的掌握情况。

（一）评价形式

具体评价形式见表 5 - 2。

表 5 - 2　　　　　　　　　　评价形式表

项目	小组讨论	作品设计	课后作业
数量	8	1	16
占比（%）	32	4	64

（二）评价标准

1. 小组讨论

小组代表汇报。组内学生自评占 50%，学生互评占 50%；全体学生评价小组代表汇报情况 40%，教师评价小组代表汇报情况占 60%。小组代表汇报成绩作为小组成员成绩。小组讨论评分表见表 5 - 3。

表 5 - 3　　　　　　　　　　小组讨论评分表

项目	主题突出	思路清晰	价值正向	领悟深刻	备注
权重	0.25	0.3	0.25	0.2	

2. 作品设计

本课程过程性评价中，作品设计评分方式为：组内学生评价占 20%，全体学生评价占 30%，教师评价占 50%。作品设计评分要点见作品设计评分表（见表 5 - 4），适用于所有作品设计。

表 5 - 4 　　　　　　　　　　　　作品设计评分表

项目	理念新颖	元素丰富	作品完整	价值正向	备注
权重	0.3	0.2	0.3	0.2	

3. 课后作业

本课程过程性评价中，课后作业共 16 个，课后作业根据学生完成情况由任课教师综合评定，采用百分制赋分。课后作业评分表见表 5 - 5。

表 5 - 5 　　　　　　　　　　　　课后作业评分表

项目	作业完成	知识掌握	知识运用	价值领悟	备注
权重	0.2	0.3	0.3	0.2	

4. 终结性评价标准

围绕"五育融合"课程创新创业教育目标，组织终结性评价，包含期中考试和期末考试两类，采取百分制计分，期中考试占比 15%，期末考试占比 25%，采取纸笔作答。试题形式和内容突出基础性、综合性、应用性和创新性，通过设计开放性、探究性试题以及非标准答案的试题，在考查专业知识的基础上，引导学生多角度认识问题，鼓励学生主动思考、发散思维，考查和培养学生的探究意识和独立思考、创新能力。

（三）评价结果计算

根据《山东协和学院"五育融合"大学生创新创业指数综合测评办法》，计算"五育融合"课程创新创业基础指标达成度和学生创新创业基础指标达成度。

（四）评价结果使用

教师针对达成度低的分项指标进行全面分析，从教学目标设计、教学方法使用、教学环境创设、教学活动组织、学生学情等方面撰写教学反思，优化教学设计，持续改进教学，提高课程教学质量。

围绕学生个体达成度低的分项指标进行系统分析，从学生学习态度、学习习惯、学习方式等方面分析原因，对学生进行个性化辅导，引导学生增强创新精神，树立创业意识，提高创新创业能力。

第六章

"康复评定学"课程
"五育融合"创新创业教育教学设计

一、课程基本情况

"康复评定学"是康复治疗学专业的核心课程，是研究有关功能状况的理论和技能的一门学科。评定是获得功能障碍相关信息的必要阶段，是制订适宜的康复治疗计划的前提，是保障康复治疗安全的基础，是康复工作者的一项基本的专业技能。本课程共 40 学时，2.5 学分。单列实验课和学时，2.5 学分。

"康复评定学"为康复治疗学专业学生提供系统、全面的康复机能评定理论与技术的知识框架。通过本课程学习使学生掌握相关专业基础知识、基础理论和基本操作技能，帮助学生掌握关节活动度评定、肌力评定、步态分析评定理论知识和评定技术操作，使其能对常见神经系统疾病、骨骼肌肉疾病、心肺疾病等功能障碍问题进行分析并做出客观的康复评估。

二、课程"五育融合"双创教育教学目标

本课程围绕康复治疗学专业人才培养目标，结合教学内容，落实"五育融合"要求，在创新创业教育方面达到以下教学目标。

（1）结合康复评定的意义及作用、常用的康复评定方法、感觉功能评定的注意事项、日常生活活动能力评定等教学内容，挖掘家国情怀、社会责

任、诚信品质、敬业精神等元素，引导学生树立中国特色社会主义的共同理想、服务人民，培养学生艰苦奋斗的精神。

（2）结合康复评定的实施、肌力评定、步态分析、社会功能评定等教学内容，挖掘专业知识、专业技能、专业素养、双创素质等元素，引导学生探索新知识、新技术、新方法，使其在实践中善于发现问题，提高其创造性地解决问题的能力。

（3）结合神经系统反射的评定、心肺功能评定概述、脊髓损伤评定等教学内容，挖掘协作精神、坚强意志、拼搏精神等元素，培养学生团结奋进、攻坚克难、百折不挠的精神。

（4）结合人体形态评定、肌张力评定、协调功能评定等教学内容挖掘审美素养、医学人文、文化创意等元素，引导学生树立以人为本的理念，塑造学生的心灵美、行为美、专业美。

（5）结合肌张力评定、关节活动度评定、认知功能评定等教学内容挖掘工匠精神、创造精神等元素，引导学生要善于创新创造，使其职业技能精益求精。

三、课程知识与"五育"中的双创要素

（一）模块一：绪论

1. 康复评定的意义及作用

康复评定是康复医学的基石，没有评定就无法制订康复计划、评价康复的效果。对于患者来说，康复评定可以加深自身对疾病和活动能力的认识，帮助其制订合适的康复目标，使其增强自信心，提高积极性；对康复治疗师来说，康复评定可以弥补临床检查的不足，容易在早期发现问题，指导康复工作；从社会角度来看，通过评定可以发现在社会康复方面存在的问题，为社会对残疾人提供帮助提供依据。作为一名康复治疗师，做好康复评定意义重大。引导学生学好专业知识和技能，肩负起康复医学科的责任。

2. 常用的康复评定方法

长期以来，人们都在努力地寻找表达各种残损、残疾和残障的具体方

法，并尽量尝试通过数据来显示评定的结果，但由于功能障碍的复杂性，至今仍有相当多的残疾状况无法通过定量的方法解释，只能用定性的方法进行分析。常用的康复评定方法有访谈法、观察法、问卷调查法、量表法等。康复评定要求有规范化的评定量表，有些评定量表是国际上公认的，而有些则是本地区、本单位根据需要自行制订的。后者在临床正式使用之前，需要对其信度、效度、敏感度和统一性进行研究。只有通过了这些研究，才能加以临床使用或推广应用。关于这些评定方法的应用，我们国家比欧美发达国家晚了近 50 年。励建安教授毅然投身于康复事业，舍小家为大家，致力于中国康复事业的发展。引导学生学好专业，服务人民，为康复事业贡献自己的力量。

3. 康复评定的实施

由于康复医学涉及的范围很广，患者的情景性因素各不相同，因此实施康复评定的场所也有相应的要求。评定场所的条件和要求是由评定的目的决定的，而评定的场所和项目又受评定种类和范围的影响。康复评定通常是由康复协作组来完成的。实施康复评定的两大要素包括选择适当的评定方法和把握住适当的评定时间。具体的实施方案需要康复治疗师根据自己的专业知识和技能进行操作，并且需要随着康复过程的进展不断地完善和改进康复计划。引导学生体会专业技能的重要性。

（二）模块二：人体评定

1. 人体形态的评定

人体形态（human shape）是指身体的最直观的外部表现，包括器官系统的外形结构、体格、体型及姿势。人体形态评定是定量测量人体外部特征的主要方法。在康复评定中，它是了解生长发育异常及伤病所致的身体形态方面的变化，确定由于形态变化导致的功能障碍及其程度的重要方法。人体形态评定可以用"测量"和"评价"来描述。"测量"是将一些可以测得的物理量、非物理量转换为数值或记号，进行资料汇集、信息收集的过程。"评价"是对所获得的信息进行加工处理，通过科学分析做出价值判断，赋予被测量事物某种意义的过程。人体长时间的姿势异常，必然导致身体组织结构的变化，从而影响人体的正常功能，表现出一系列的临床改变。青少年时期的不良行为习惯会导致异常姿势，不仅身体外形上不美观，心灵还会受到创伤。引导学生塑造行为美、心灵美、专业美，增强学生的审美能力。

2. 神经系统反射的评定

神经系统反射的评定是了解神经系统发育是否正常、发育处于何种阶段以及康复治疗后效果评定的重要手段。脊髓水平、脑干水平、中脑水平和大脑皮质水平四个阶段是临床上康复医师用于临床诊断的重要标志，特别是病理反射的评定已经成为临床康复医师的必备技能。康复治疗师尤其要注意神经系统反射的评定，并与康复医师、康复护士、家属和患者相互配合，只有这样才能使康复目标得以实现。培养学生的团队协作精神。

（三）模块三：运动功能评定

1. 肌张力评定

肌张力（muscle tone）是指肌肉组织在静息状态下的一种不随意的、持续的、微小的收缩，是被动活动肢体或按压肌肉时所感觉到的阻力。正常肌张力有赖于完整的外周神经和中枢神经系统调节机制以及肌肉本身的特性（如收缩能力、弹性、延伸性等）。肌张力是维持身体各种姿势和正常活动的基础，是维持肢体位置、支撑体重所必需的，也是保证肢体运动控制能力、空间位置、进行各种复杂运动所必需的条件。临床上所谓的肌张力，是指医务人员对被检查者的肢体进行被动运动时所感觉到的阻力。肌张力的本质是紧张性牵张反射，正常人体的骨骼肌处于轻度的持续收缩状态，产生一定的肌张力。肌张力评定常用的方法有观察法、手法、量表、功能评定、生物力学评定等。肌张力增高导致的偏瘫步态使得脑卒中患者上肢挎篮、下肢划圈，让学生模仿该类患者走路，体会脑卒中偏瘫患者的不易和艰辛，激发学生的人文素养。肌张力增高是世界性难题，肉毒素的发明可以起到抑制作用，要培养学生运用新方法、取得新成果的创造精神。

2. 肌力评定

肌肉功能检查和评价是康复医学中最基本、最重要的内容之一。对肌肉功能的检查有助于了解患者肌肉和神经的损害程度和范围。康复治疗前的检查和治疗后的定期复查可作为评定康复治疗效果、评价康复治疗方案有效性和判断预后的指标。肌力评定是肢体运动功能检查的最基本内容之一。肌力评定的方法很多，有传统的手法测试，也有使用各种器械和仪器进行的等长测试、等张测试和等速测试。针对不同患者，需选择合适的评定方法，尤其是徒手肌力评定，需要用我们的双手去感知、去操作。这就需要我们精准地理解、把握徒手肌力评定的相关内容，引导学生熟练掌握专业技能，提升专业素养。

3. 关节活动度评定

关节是指两块或两块以上骨之间的连接部分，关节处的运动是由关节表面的形状决定的。关节活动度（range of motion，ROM）是指一个关节从起始端至终末端的运动范围（即运动弧）。关节活动度评定是针对一些引起关节活动受限的身体功能障碍性疾病的首要评定过程，如关节炎、骨折、烧伤以及手外伤等导致关节活动度的变化。关节活动度的评定包括主动活动度测定和被动活动度测定。主动活动度（active range of motion，AROM）的测定由患者主动收缩肌肉，在无辅助下完成。被动活动度（passive range of motion，PROM）的测定通过外力（如检查者辅助）被动完成。但后者因为使用不方便、耗时及价格昂贵等原因，所以临床应用并不广泛。关节活动度评定最常用的方法就是量角器测量法，各种量角器的使用需要精准控制误差。引导学生进行关节活动度测量时要一丝不苟、精益求精。

4. 平衡功能评定

平衡是人体保持稳定的能力或保持重心落在支撑面内的能力。临床上，平衡是人体不论处于何种姿势，当人体运动或受到外力作用时，能够自动调整并维持姿势的能力。在生活中，平衡是人体完成运动、起居、步行等日常生活动作的基本保证，要使这些活动中的身体保持平衡、准确，就必须有良好的平衡和协调功能。平衡与协调功能关系密切，相互联系，相互影响，共同维持人体正常活动。小脑共济失调、基底节共济失调和脊髓后索共济失调是协调功能障碍常见的三种机制，Berg 平衡量表常用于康复科研活动，临床上常用静态平衡仪和动态平衡仪测试患者的平衡功能。尤其是老年人平衡障碍最容易导致跌倒，针对"老人跌倒，扶不扶"的社会热点，引出老年人的平衡功能问题。培养学生的人道主义精神，使其尊重病人、关爱患者，自觉履行职业道德。

5. 协调功能评定

协调（coordination）是指人体产生平滑、准确、有控制的运动能力。正常的随意运动需要有若干肌肉的共同协调，当主动肌收缩时，必有拮抗肌的松弛、固定肌的支持固定和协同肌的协同收缩，这样才能准确地完成一个动作，肌肉之间这种配合称为协同运动。协同运动主要表现为产生平滑、准确、有控制的运动，同时伴有适当的速度、距离、方向、节奏和肌力，当然，肌肉的协调关系不是固定不变的，它们是随着动作的改变而变化的。通过舞蹈病和酩酊步态两个案例分析不管是上肢、下肢还是眼球、手指的协调障碍，都会影响人体正常的活动，其最主要还是中枢神经病变导致的。以班级板报的形式，组织关于优化协调功能的创意比赛，形成班级文化氛围，激发学生的文化创造意识。

6. 步态分析

步态分析是利用力学原理和人体解剖学、生理学知识对人类行走状态进行对比分析的一种研究方法，包括定性分析和定量分析。其中步态是指人体步行时的姿势，包括步行和跑两种状态。在临床工作中，对患有神经系统或骨骼肌肉系统疾病而可能影响行走能力的患者需要进行步态分析，以评定患者是否存在异常步态以及步态异常的性质和程度，为分析异常步态的原因和矫正异常步态、制订康复治疗方案提供必要的依据，并评定步态矫治的效果。现在康复工程的进步，催生了各种智能且实用的矫形器、辅助具。引导学生感知科技进步带给人类的福音，同时能够让学生发现伟大的发明就源于身边，要勤于思考、勇于探究、善于发现。进一步学习步行周期后，让学生将其与偏瘫患者的划圈步态进行比较，启发同学：是否能穿戴类似的鞋垫或矫形鞋？鼓励学生课后去查阅资料，并在课程学习通平台讨论区与同学分享。要让学生具备专业能力的同时具备创新创业能力。

（四）模块四：感觉功能评定

感觉功能评定的注意事项。感觉是指人脑对直接作用于感受器官的客观事物的个别属性的反应。个别属性有大小、形状、颜色、坚实度、湿度、味道、气味、声音等。感觉分为躯体感觉和内脏感觉两大类，其中躯体感觉是康复评定中最重要的部分。躯体感觉由脊髓神经及某些颅神经的皮肤、肌肉分支所传导的浅层感觉和深部感觉，根据感受器对于刺激的反应或感受器所在的部位不同，躯体感觉又分为浅感觉、深感觉和复合感觉。感觉检查主要依靠患者的主观感受和表达，实质是患者的主观感觉而缺乏客观的控制手段，检查常受语言交流、认知功能、意识状态、情绪及精神心理等多种因素的影响，不同个体对同等程序的刺激，个体感受的差异较大，所以感觉检查和评定时需耐心、细致、谨慎。要让学生做到对不同患者平等对待，评定过程表现得友善，始终敬业，践行社会主义核心价值观。要培养学生的敬业精神。

（五）模块五：心肺功能评定

评定概述。人体需要通过氧气参与代谢获取维系生命的能量，而心血管与呼吸系统主管氧气的摄取与转运工作，是人体存活的基础。心血管与呼吸系统的损伤会导致人的活动参与能力受影响，康复不当不仅可能会影响上述功能的恢复，也有可能导致心肺恶性事件的发生，因此如何评估心肺功能就显得尤为重要。课堂上以名人事迹（霍金的生平）为切入点：21 岁的他不幸被诊断为肌肉萎缩性侧索硬化症，肌肉逐渐萎缩僵化、呼吸困难、声音嘶哑，当时医生诊断身患绝症的他只能活两年，可他一直不断克服困难、百折不挠，并成为最著名的科学思想家和理论物理学家之一。要锻炼学生的坚强意志，使其勇于拼搏、勇于创新。

（六）模块六：日常生活及社会功能评定

1. 日常生活活动能力评定

日常生活活动能力是指在个体发育成长过程中，为了维持生存、适应环境，在每天反复进行的、最基本的、最有共性的身体活动中经过反复实践逐步形成的能力，是人们从事其他活动的基础。日常生活活动能力评定是作业治疗活动开展的基础，康复的目标就是为了改善功能障碍者的日常生活能力。Barthel 指数是目前临床上应用最广的评定方法，龙氏情景图示是我国康复工作者在实践中根据中国人的文化和生活习惯制作的，简单、明了、快捷，非专业人士也可以使用。通过中国著名康复专家王玉龙创始龙氏量表的事迹，用所学康复评定内容分析我国推进康复行业的发展道路上所面临的挑战与机遇，培养学生对本专业的国内外现状相关知识的主动求知欲，激发其爱国情怀，体现当代大学生的使命感与责任感。

2. 社会功能评定

康复医学的最终目的就是让患者能够最大限度地恢复功能、重返社会。在康复过程中，患者恢复良好的躯体功能的同时，完好的社会功能也是必备的。社会功能，通常是指个人能否在社会上发挥一个公民应有的功能及其在社会上发挥作用的大小。其具体内容一般包括以下几个方面：社会生活能力，包括家庭关系、社会支持、社会角色和与他人交往等；就业情况；社会整合功能等。通过对南市青年残疾人再就业的情况调研，引导学生深刻理解专业知识，提升专业素养。

（七）模块七：言语认知功能评定

1. 言语功能评定

言语（speech）是口语交流的机械部分，通常指口语；而语言是建立在条件反射基础上的复杂的高级信号活动过程，包括文字、视觉信号、书面、表情、手势等。语言信号通过视觉器官与听觉器官感知后输入中枢，在中枢语言处理分析器处理分析、储存后再经神经传出支配语言运动器官咽、喉、舌而进行语言的口头表达。在讲授理论的基础上，重点突出医患沟通的重要性，尤其是遇到不同地域、不同文化背景的患者时，要努力进行有效的沟通和交流。引导学生对患者尤其是对语言有障碍的患者体现人文关怀，教育学生目中有人、口中有德、心中有爱、行中有善。

2. 认知功能评定

大脑损伤后，尤其是右侧大脑半球的损伤，易导致患者认知功能障碍，即不能对事物进行正确的理解、认识和反应，进而影响其日常生活活动，甚至影响其肢体功能的训练。由于每个人的生活经验不同，其认知方式和评价模式也有所不同。此外，随着年龄的增长，认知功能也会有不同程度的退化。因此，掌握认知功能的正确评价，对正常人及脑损伤患者都具有重要的意义。课中引入真实的历史故事，让学生感受到在实际学习和工作中要有敢于实践、积极探索的精神。

（八）模块八：心理功能评定

抑郁症。抑郁症的病因尚不清楚，目前认为生物学因素（遗传、神经生化等）、生活与环境应激事件（意外灾害、亲友亡故等）、心理因素（易患素质、习得性无助等）等都参与了抑郁症的发病过程。抑郁症主要表现为情绪低落，持续两周以上，患者的社会、职业、教育功能均受损。主要的临床表现如下：核心症状主要有情绪低落、兴趣丧失、精力减退。其心理症状主要有焦虑、自责、精神病性症状，如幻觉和妄想、自杀倾向等。抑郁症患者中有一半以上都有过自杀的想法或行为，约 10%～15% 的抑郁症患者最终死于自杀。其躯体症状有睡眠障碍（失眠、早醒，或睡眠过多）、食欲降低或体重明显减轻、不明疼痛、性功能减退等。明确康复评定要把患者看作一个整体——生物、心理、社会，要全方位地评估患者。引导学生自觉锻炼健康的体魄，培养其良好的心理素质。

（九）模块九：环境评定

辅助器具与无障碍环境。2001 年世界卫生组织（WHO）发布了国际功能、残疾和健康分类（ICF），提出了身体功能、身体结构、活动和参与、环境因素的健康要素分类。根据 ICF 的观点，残疾人所遇到的活动受限和参与限制是由于残疾人自身功能、结构的损伤和环境障碍交互作用的结果。对于残疾人的某些功能障碍，通过医疗康复后可有所改善，而有些障碍是无法改变的。所以只有通过改变环境以适应其损伤并发挥残余功能，才能从根本上解决残疾人活动和参与的困难，使他们能融入现代社会并发挥作用。通过改良辅助器具或无障碍环境能够帮助残疾人更好地参与活动的视频，启迪学生的创新思维。

（十）模块十：常见疾病的康复评定

1. 常见骨关节疾病的评定——肩周炎

肩关节周围炎简称肩周炎，也称粘连性关节囊炎、冻结肩，为中老年常见病之一。目前界内认为，肩周炎是一组表现为肩痛及运动功能障碍的症候群。广义的概念包括了肩峰下滑囊炎、冈上肌腱炎、肩袖撕裂、肱二头肌长头腱及其腱鞘炎、喙突炎、冻结肩、肩锁关节病变等多种疾患；狭义的概念仅指粘连性关节囊炎或冻结肩。因其好发于 40～50 岁的人群，故俗称为"五十肩"。它是指由于急性或慢性炎症使肩关节囊粘连、增生并挛缩，造成肩部活动受限及活动时疼痛的临床病症。肩周炎的发病特点为慢性过程，初期为炎症期，肩部疼痛难忍，尤以夜间为甚。睡觉时常因肩怕压而特定卧位，翻身困难，疼痛不止，不能入睡。病情发展到后期将逐渐发展为肩关节活动受限，肩臂局部肌肉也会萎缩，常常影响日常生活，严重时生活不能自理。通过分析局部疾病对整体的影响、内外因素的相互作用，使学生形成对立统一的观点。

2. 常见骨关节疾病的评定——颈椎病

颈椎病是指颈椎间盘退行性改变及其继发病理改变累及其周围组织结构（神经根、脊髓、椎动脉、交感神经等），出现相应的临床表现。一般分为颈型（又称软组织型）、神经根型、椎动脉型、脊髓型、交感型、其他型（目前主要指食管压迫型）。如果两种以上类型同时存在，称为混合型。因为智能手机的出现，涌现出大批低头族，低头族因为长期低头可能导致颈椎生理前曲发生改变，让颈椎后方肌肉纤维复合体受到反复的牵拉，导致局部水肿充血，若形成无菌性炎症，会产生炎症性细胞因子，当刺激周围神经组织时，可出现颈椎疼痛以及肌肉痉挛，长此以往，会形成颈椎病。引导学生改变不良的生活作息，不断提高自身健康水平，并能起到示范引领作用。

3. 常见骨关节疾病的评定——腰椎间盘突出症

腰椎间盘突出症是由于腰椎间盘的退变与损伤，导致椎间盘纤维环破裂，压迫或刺激相邻神经根或脊髓而引起腰腿疼痛等一系列神经症状的一种综合征，是康复医学中常见的疾病。针对腰椎间盘突出症让学生做出调研计划并进行调研，对调研结果进行分析，通过分析，一方面让学生洞悉国情民生，培养其职业和社会责任感，另一方面提醒学生关注自身健康，要有坚强的意志，珍爱生命，提升健康水平，为走向社会做好准备。

4. 常见神经疾病的评定——脊髓损伤

脊髓损伤是指由于各种原因引起的脊髓结构、功能的损害，造成损伤水平以下出现运动障碍、感觉障碍和自主神经功能障碍。胸段以下脊髓损伤造成躯干及双下肢瘫痪而未累及上肢时，称为截瘫；颈段脊髓损伤造成四肢运动、感觉功能障碍，称为四肢瘫。遭受脊髓损伤，会深深改变一个人的生活，脊髓损伤会影响身体的几乎每一个系统，对其科学的评定对判断患者功能障碍程度、制订康复目标、选择合适的康复治疗方案及判断康复预后有着极其重要的意义。脊髓损伤后患者除了身体技能受影响，也会出现严重的心理障碍，如抑郁、烦躁等，所以脊髓损伤需要漫长的生理和心理的修复过程，在此过程中医生和患者都需要具备三心，即信心、耐心和恒心。

5. 常见神经疾病的评定——脑卒中

人类一切有目的性的运动都是受意志支配的，是由大脑皮质通过传导系统（包括上运动神经元及其锥体束，下运动神经元及其周围神经），支配肌肉收缩运动来完成的。从大脑运动皮质的锥体细胞至肌肉任何部位的病变或损伤均可造成瘫痪。肌肉本身病变引起的瘫痪称为肌源性瘫痪；神经和肌肉接头部位病变引起的瘫痪称为神经肌接头性瘫痪；下运动神经元及其发出的周围神经病变引起的瘫痪称为下运动神经元性（周围性）瘫痪；上运动神经元及其锥体束病变引起的瘫痪称为上运动神经元性（中枢性）瘫痪。要求学生能够通过案例分析出瘫痪的类型，并能提出康复计划，引导学生追求崇高的职业理想，增强责任感、事业心，培养其恪尽职守、精益求精的工作态度。

6. 常见儿童疾病的评定

脑性瘫痪是一组持续存在的中枢性运动和姿势发育障碍、活动受限症候群，这种症候群是由于发育中的胎儿或婴幼儿脑部非进行性损伤所致。脑瘫主要表现为运动障碍，常伴有感知觉、认知、交流和行为障碍，以及癫痫和继发性肌肉、骨骼问题。孩子对于一个家庭来说是责任，是希望，是爱的寄托，是鼓舞自己的勇气，是一切美好纯真的向往，通过引入"三鹿奶粉"事件并分析其对疾病的影响，让学生意识到诚信品质的重要性。

7. 常见老年疾病的评定

老年疾病随着老年化趋势的加快，临床上遇到的患者越来越多。对老年人进行准确的功能评定是康复治疗师的日常主要工作之一。老年性痴呆又称阿尔茨海默病，是一种以进行性认知障碍和记忆力损害为主要症状的中枢神经系统退行性疾病，占所有痴呆症的 $60\% \sim 70\%$ ，也是老龄化人群疾病中导致并发症和死亡的主要原因之一。患者多隐匿起病，表现为持续、进行性的记忆、认知障碍，伴有言语、视空间功能、人格及情感障碍等。老年痴呆症的评定包括实验室检查及神经心理学评定。实验室检查可以明确脑损伤的程度及相关功能改变程度。神经心理学评定是判断老年性痴呆最重要的评估手段，可重点了解患者认知功能损害的范围、程度。对一个可疑老年性痴呆的患者进行神经心理学测评的目的首先是确定有无认知功能的障碍，哪些功能发生了障碍，然后确定障碍的严重程度，最后再结合患者的非认知功能情况判断痴呆的严重程度。实践证明，痴呆的神经心理学评定有重要的临床意义。要引导学生对家庭养老和传统道德观关系进行深入思考。

四、课程"五育融合"双创教育教学实施路径

"康复评定学"课程"五育融合"双创教育教学实施路径见表6-1。

表6-1 "康复评定学"课程"五育融合"双创教育教学实施路径

课程模块	课程内容	双创要素	教学素材	教学实施建议	考核评价	备注
模块一：绪论	康复评定的意义及作用	1.2 社会责任 1.4 敬业精神	材料：微电影《康复科的爱与愁》	采用小组合作的方法，课前通过线上观看视频《康复科的爱与愁》，让各小组讨论我们学习康复评定到底有何作用？课中播放视频中各医院康复科的工作人员对患者负责、恪尽职守的工作态度，引导学生形成良好的责任意识和敬业精神，使其能够承担起康复医学科的责任和义务	小组讨论：按照小组讨论评分表（见问题6-3），根据小组汇报及问题解答情况，由教师、学生给予评价，重点考查康复评定的意义、作用以及救死扶伤的社会责任感	
	常用的康复评定方法	1.1 家国情怀	案例：中国康复第一人——励建安院士的事迹	以中国康复第一人——励建安院士为切入点，30多年来，励建安院士将全部身心投入到康复事业，敢于突破，和几代康复人一起努力，让中国的康复事业与国际接轨。在课程中适用的穿插前辈们的优秀事迹，激发学生学好学业、为祖国强盛树立远大理想的决心	课后作业（1）：按照课后作业评分表（见表6-4），根据评价，重点考查学生常用的康复评定方法、培养学生的家国情怀，报效祖国的人民、报效祖国的决心	
	康复评定的实施	2.2 专业技能	案例：脑卒中偏瘫患者康复评定实施的流程	采用案例分析、情景模拟的方法，通过对脑卒中偏瘫患者康复评定的流程分析，让一名学生扮演患者，另一名学生扮演康复治疗师进行康复评定的模拟练习，让学生体会学好专业技能的重要性，提升学生的专业技能	课后作业（2）：按照课后作业评分表（见表6-4），根据评价，重点考查康复评定的实施过程，坚定学生学好专业技能的决心	

续表

课程模块	课程内容	双创要素	教学素材	教学实施建议	考核评价	备注
模块二：人体评定	人体形态的评定	4.1 审美素养	案例：常见的异常姿势——膝外翻、膝内翻	采用小组讨论的方法，课堂上讨论膝外翻导致X形腿、膝内翻导致O形腿，带领学生分析案例中异常体姿对人体美观和心灵上的发生发展对人体美观和心灵上的不良影响。引导学生思考青少年在生长发育时期如何养成良好的行为习惯，塑造行为美，心灵美。提升学生的审美体验，增强审美能力	小组讨论（2）：按照小组讨论评分表（见表6-3），根据答题及汇报及小组给予评价，由教师、学生给予评价，重点考查人体生活信息的评定及对健康生活作息的理解和践行	
	神经系统反射的评定	3.3 协作精神	材料：康复科的工作方式——团队协作	采用翻转课堂的方法，课中学生讲解、小组演示等环节，让学生了解神经系统一旦受损，需要临床康复医师的检查，康复护士的护理和康复治疗师的合作才能实现康复目标，启发学生在临床实践中要相互配合、相互帮助，只有这样才能更好地为患者服务	课后作业（3）：按照课后作业评分表（见表6-4），根据评价，重点考查种学生的团队意识	
模块三：运动功能评定	肌张力评定	4.2 医学人文 5.4 创造精神	材料：动态图片、下肢上肢拐篮划圈的偏瘫患者 案例：肉毒素注射降低肌张力	1. 以偏瘫模拟肌张力高的典型姿势为切入点，通过让学生模拟偏瘫患者走路，让其了解偏瘫患者的辛苦和不易，培养学生珍视生命、关爱患者的临床意识。 2. 通过案例，带领学生思考新时代新技术背景下降低肌张力会发展得更高、更强，所需人才必然是新技术高素质的自主创新人才，增加学生的专业自豪感，培养学生的自主创新精神	课后作业（4）：按照课后作业评分表（见表6-4），根据评价，重点考查降低肌张力况评进行评价和珍视生命、关爱病人的道德品质	

续表

课程模块	课程内容	双创要素	教学素材	教学实施建议	考核评价	备注
	肌力评定	2.3 专业素养	案例：肱骨骨折术后肌力评定 材料：四肢肌力的规范化评定	以项目式教学实施，课前下达任务单，让学生搜集肱骨骨折相关资料，复习骨折术后患者需要评定哪些相关肌肉的肌力，思考人体肱骨折剖解哪些肌肉。课中让同学回答问题、小组讨论，培养学生的操作演示，把规范化的操作流程讲解清楚，教师演示，改进教学。课后通过线上作业模式。让学生深刻领会专业素养的重要性	小组讨论评分表（3）：按照小组讨论评分表（6-3），根据小组汇报及问题解答情况，由教师、学生给予评价，重点考查学生对肌力评定的认知	
模块三：运动功能评定	关节活动度评定	5.3 工匠精神	材料：精准评定——小尺子大作用	通过智慧树网络课程的学习，并且学以致用，组织小组PK赛，测量人体四肢关节角度，给予课堂积分。引导学生分析精确康复工程对时代的影响和对时代发展的促进作用，培养学生精益求精、善于创新创造的精神	课后作业（5）：按照课后作业评分表（6-4），根据课程实施情况进行评价，重点培养学生课业态度，考查相关康复治疗规范及标准	
	平衡功能评定	4.2 医学人文	问题：社会热点问题——老人跌倒，技不扶用	采取辩论赛的形式，针对"老人跌倒，扶不扶?"的社会热点，引出老年人的平衡功能问题。正方：扶；反方：不扶；有的是障碍。反例：北大副校长吴志攀的话（你是北大人，看到老人摔倒就去扶。他要是讹你，要是敢讹你，北大替你赔偿!）引发学生的激烈讨论和深沉思考，使其尊重病人、关爱患者，自觉履行职业道德。培养学生的人道主义精神，	课后作业（6）：按照课后作业评分表（6-4），根据课程实施情况进行评价，重点考查学生平衡功能评定	

续表

课程模块	课程内容	双创要素	教学素材	教学实施建议	考核评价	备注
	协调功能评定	4.4 文化创意	材料：搞笑材料——顺拐案例；舞蹈病、酩酊步态	以搞笑材料——顺拐为切入点，引出协调功能的重要性，并通过舞蹈病和酩酊步态两个案例分析不管是上肢、下肢还是眼球，都会影响人体正常的协调活动，其最主要还是中枢神经病变导致的。课后以班级为单位组织以"协调功能"为主题的板报设计的文化创意赛，形成班级文化氛围，提升学生的文化创意水平	小组讨论（4）：按照小组讨论评分表（见表6-3），根据小组答及问题解答情况，由教师给予评价，重点考查协调功能评定	
模块三：运动功能评定	步态分析	2.4 双创素质	材料：各种步态、矫形器的进展	选取步态分析仪图片为思政切入点，同学生对步态分析有什么感觉。然后由《丑小鸭》引出在常见的异常步态并自展示最新的矫正步态的各种矫形器。同时能够让学生发现伟大的发明就源于身边，要勤于思考，善于探究，让学生将其奇特的异常步态进行比较，是否能穿戴类似的鞋垫或矫形鞋？进一步学习步行周期后，启发学生课后去查阅资料，并在课程学习平台讨论区与同学分享。要让学生具备专业能力的同时具备创新创业能力	课后作业（7）：按照课后作业评分表（见表6-4），根据评价，重点考查步态的双创素质	

续表

课程模块	课程内容	双创要素	教学素材	教学实施建议	考核评价	备注
模块四：感觉功能评定	感觉功能评定的注意事项	1.4 敬业精神	材料：感觉功能评定的流程和注意事项	通过对材料的学习和讲解，让学生自己总结感觉功能评定的注意事项。感觉患者的主观感受和表达，实质是患者的主观语言交流，缺乏客观的控制手段，检查常受语言、心理等多种因素的影响，不同个体对同等程序的刺激感受差异较大，所以感觉检查时需耐心、细致、谨慎。要让学生做到对不同患者平等对待，始终敬业、践行社会主义核心价值观	课后作业（8）：按照课后作业评分表（见表6-4），根据学生课后作业情况进行评价，重点考查感觉功能评定的注意事项和培养社会主义核心价值观	
模块五：心肺功能评定	评定概述	3.1 坚强意志 3.2 拼搏精神	材料：名人事迹——霍金	以名人事迹（霍金的生平）为切入点：21 岁的他被诊断为肌肉萎缩性侧索硬化症，肌肉逐渐萎缩僵化，呼吸困难，声音嘶哑，当时医生诊断他身患绝症只能活两年，可他一直不断克服身体困难、百折不挠，并成为最著名的科学思想家斗争之一。培养学生永不言败、顽强奋斗的意志。要锻炼学生的坚强意志，进而激发学生在开拓创新的过程中的坚韧不拔的毅力	小组讨论（5）：按照小组讨论评分表（见表6-3），根据小组汇报及问题解答情况，由教师、学生考查评定概述	

课程模块	课程内容	双创要素	教学素材	教学实施建议	考核评价	备注
模块六：日常生活及社会功能评定	日常生活活动能力评定	1.1 家国情怀	案例："重建生活为本"的康复训练	通过对"ADL 训练"材料和巴塞尔量表使用方法的学习，采用小组"学一练一赛"的形式使学生坚定"全心全意为人民服务"的初心，坚定成为人民康复"中国康复工匠"的伟大志向，激发当代大学生的爱国情怀和使命担当	课后作业（9）：按照课后作业评分表（见表 6-4），根据学生课后作业情况进行评价，重点考查学生日常生活活动能力评定	
	社会功能评定	2.3 专业素养	材料：青年患者回归社会前的职业训练	通过材料调查的方法，让学生调查济南市青年残疾人再就业的情况，引导学生必须以全人、生命全周期、社会功能、精神心理的视角看待疾病、损伤和残疾给青年患者带来的苦痛和折磨，只有内心切实去理解、体验和感受患者所承受的病痛才能给予其更好、更细致、更人性化的帮助。同时通过残疾人再就业相关内容，培养学生的专业素养	课后作业（10）：按照课后作业评分表（见表 6-4），根据学生课后作业情况进行评价，重点考查学生对患者回归社会的理解	
模块七：言语认知功能评定	言语功能评定	4.2 医学人文	材料：2005 年春晚舞蹈——《千手观音》	采用启发式教学法，首先导入 2005 年春晚舞蹈——《千手观音》，引发学生思考：一群身残志坚的聋哑人，是怎样练成整齐划一的舞蹈的？他们还能不能通过言语康复再次发声？需要评定哪些方面的内容？通过对问题的分析，培养学生的爱心、耐心	小组讨论（6）：按照小组讨论评分表（见表 6-5），根据小组汇报及问题解答情况，由教师、学生给予评价，重点考查言语功能评定以及学生的心理素质和面对逆境的韧性	

续表

课程模块	课程内容	双创要素	教学素材	教学实施建议	考核评价	备注
模块七：言语认知功能评定	认知功能评定	5.4 创造精神	材料：格拉斯哥昏迷量表（GCS）、简明精神状态检查（MMSE）量表的对比	在讲血栓形成时，可引入魏尔嘯的故事。鲁道夫·路德维希·卡尔·魏尔嘯，人类病理学家、病理学家，系统阐明了栓塞的发生机制，将"栓塞"与"血栓形成"两个既有区别又有紧密联系的概念进行了阐释和区分。通过真实的历史故事让学生感受到在实际学习和工作中要有敢于实践、积极探索的精神	课后作业（11）：按照课后作业评分表（见表6-4），根据学生课后作业情况进行评价，重点考查MMSE量表的应用	
模块八：心理功能评定	抑郁症	2.3 专业素养	材料：特鲁多医生的墓志铭——有时去治愈，常常去帮助，总是去安慰	课堂开篇引入特鲁多医生的墓志铭——有时去治愈，常常去帮助，总是去安慰，引发学生思考。引导学生加强对专业知识的理解，使其具备运用专业技能的能力	课后作业（12）：按照课后作业评分表（见表6-4），根据学生课后作业情况进行评价，重点考查抑郁症的评价，引导学生培养良好的心理素质	
模块九：环境评定	辅助器具与无障碍环境	2.4 双创素质	材料：家庭环境的改造视频	通过家庭环境的改造材料及讲解（例如，洗漱台改造为可升降的进人、灯换成声控的方便开启等）启迪学生的创新思维。运用与康复相关的医学大事件或者诺贝尔奖得主获奖事迹引入同学们的思考，激发其创新思维和创新精神。通过这些与课程内容密切相关的案例促使学生创新思想的萌芽，组织辅助器具的改良或设计比赛，培养学生的创新思维，促进学生科科学素养和创新能力的提升	小组讨论（7）：按照小组讨论评分表（见表6-3），根据小组讨论汇报及问题解答情况，由教师、学生给予评价，重点考查辅助器具的创新思维及环境的创新思维和科创能力	

续表

课程模块	课程内容	双创要素	教学素材	教学实施建议	考核评价	备注
模块十：常见疾病的康复评定	常见骨关节疾病的评定——肩周炎	2.1 专业知识	案例：肩周炎不同时期的临床症状	采用案例分析的方法，让学生了解炎症是机体重要的防御反应，是疾病过程中损伤因子与机体抗损伤斗争的结果，在这个过程中还包括整个机体局部的相互影响，机体内因和疾病外因相互重要性。要让学生了解专业知识中的对立统一观点等辩证思维。提醒学生在日后的临床诊疗工作中利用辩证统一的思维方式分析病情的演变，明确疾病的转归，对临床工作中的出现的各种问题进行科学合理的判断，提出解决办法	课后作业（13）：按照课后作业评分表6-4），根据学生课后考查情况进行评价，重点考查常见骨关节疾病的评定——肩周炎相关内容	
	常见骨关节疾病的评定——颈椎病	1.2 社会责任	案例：低头族引发的颈椎病	课堂以全体学生一块做颈椎保健操开篇，然后同学生有没有颈椎关节咔咔响的时候？保健操里哪个动作做起来比较费劲，说明什么问题？引导学生认识到：运动是一个全民健康的核心素养，作为康复学子，不仅要做学子，更要做引领者、示范者和领头雁，落实全民健身国家战略，不断提高人民健康水平	课后作业（14）：按照课后作业评分表6-4），根据评价，重点考查常见骨关节疾病的评定——颈椎病相关内容	

续表

课程模块	课程内容	双创要素	教学素材	教学实施建议	考核评价	备注
模块十：常见疾病的康复评定	常见骨关节疾病的评定——腰椎间盘突出症	1.2 社会责任	材料：《2020年济南市居民腰椎间盘突出症情况调查报告》	采用案例分析、小组讨论的方法，在课堂开篇引入《2020年济南市居民腰椎间盘突出症情况调查报告》。这次调查随机选取济南市某社区居民，采用分层抽样和小组访谈的方式，调研社区居民的健康态度和生活方式。通过这份调查报告，一方面让学生洞悉国情民生，培养其责任感和社会担当，要有坚强的意志、珍爱生命，另一方面提醒学生关注自身健康，为走向社会做好准备	小组讨论（8）：按照小组讨论评分表（见表6-3），根据小组汇报及问题解答情况，由教师评价，重点考查学生对自身健康的关注和其职业、社会责任感	
	常见神经疾病的评定——脊髓损伤	3.2 拼搏精神	案例：车祸男孩，向阳而生	采用案例分析、小组讨论的方法，根据不同的脊髓损伤类型制订康复的项目。在实施过程中遇到困难、能够提出解决方案，引导学生克服主观上和客观上的各种困难，使其坚定预定的目标，从而实现预定的目标	课后作业（15）：按照课后作业评分表（见表6-4），根据学生课后作业情况进行评价，重点考查创新创业意识和奋勇争先的品格	
	常见神经疾病的评定——脑卒中	1.4 敬业精神 2.3 专业素养	案例：软瘫期患者、痉挛期患者、恢复期患者的病历	课前发布材料，让学生采用观察的方法，让学生针对不同时期脑卒中偏瘫患者采用的方法有何不同。采用小组合作的方法，做康复评定记录，写出软瘫期、痉挛期、恢复期的患者，然后采用小组之间互相评价的方式，找出别的小组的康复评定记录的优缺点以及可以改进的地方。培养学生至纯至精，追求卓越的专业精神	课后作业（16）：按照课后作业评分表（见表6-4），根据评价，重点考查常见神经疾病的评定内容和至纯至精，追求卓越的专业精神	

续表

课程模块	课程内容	双创要素	教学素材	教学实施建议	考核评价	备注
	常见儿童疾病的评定	1.3 诚信品质	案例：三鹿奶粉三聚氰胺事件	采用小组讨论的方法，课堂上讨论三鹿奶粉三聚氰胺等事件，带领学生分析受到到的伤害，结合康复治疗师工作过程及他们家庭受到的伤害，让学生意识到诚信品质在康复治疗行业中的重要性	小组讨论（9）：按照小组讨论评分表（见表6-3），根据小组汇报及问题解答情况，由教师、学生给予评价，重点考查常见儿童疾病的评定及学生诚信思维的培养	
模块十：常见疾病的康复评定	常见老年疾病的评定	1.1 家国情怀	材料：《新闻调查》视频——谁帮我们养老	观看《新闻调查》中谁帮我们养老这期的视频片段，采用访谈调查的方式开展老年人养老意愿的影响因素调查，通过与老人面对面的交谈、近距离接触，与老人家属深入沟通等，获取相关一手资料。学生通过成果汇报发表关于老龄化社会的应对建议，从中表达中国传统文化背景下所形成的亲情对维系家庭养老和传统道德观关系作用，进而引发对家庭养老和尊老爱幼的深入思考	课后作业（17）：按照课后作业评分表（见表6-4），根据学生课后作业情况进行评定，重点考查常见老年疾病的评定和尊老爱幼的品德	

五、考核评价

根据"康复评定学"课程"五育融合"双创教育教学实施路径中考核评价栏目规定的考核方式，过程性评价与终结性评价相结合，采用多元化考核评价方式，注重学生创新精神、创业意识和创新创业能力评价。

（一）评价形式

具体评价形式见表 6-2。

表 6-2　　　　　　　　　评价形式表

项目	签到	课堂互动	小组讨论	课后作业
数量	20	20	9	17
占比（％）	30	30	14	26

（二）评价标准

1. 签到

本课程共 40 学时，课前 5 分钟，教师在学习通发布签到，总共签到 20 次为满分，学生提前请假、因网络问题未能及时签到不扣分，无故缺勤一次减 3 分。本学期签到次数不满总数的 1/3，取消本门课程考试资格。

2. 课堂互动

参与投票、问答、抢答、选人、讨论、随堂练习等课堂活动可以获得相应分数，积分达 20 次为满分。

3. 小组讨论

小组讨论分解，小组代表汇报。组内学生自评占 20％，学生互评 20％；全体学生评价小组代表汇报情况 20％；教师评价小组代表汇报情况占 40％。小组代表汇报成绩作为小组成员成绩。小组讨论评分表见表 6-3。

表6-3 小组讨论评分表

项目	主题突出	思路清晰	价值正向	领悟深刻	备注
权重	0.3	0.2	0.3	0.2	

4. 课后作业

本课程过程性评价中，课后作业共17个，课后作业根据学生完成情况由任课教师综合评定，采用百分制赋分。课后作业评分表见表6-4。

表6-4 课后作业评分表

项目	作业完成	知识掌握	知识运用	价值领悟	备注
权重	0.2	0.2	0.3	0.3	

5. 终结性评价标准

围绕"五育融合"课程创新创业教育目标，组织终结性评价，包含期中考试和期末考试两类，采取百分制计分，期中考试占比10%，期末考试占比60%，采取纸笔作答。试题形式和内容突出基础性、综合性、应用性和创新性，通过设计开放性、探究性试题以及非标准答案的试题，在考查专业知识的基础上，引导学生多角度认识问题，鼓励学生主动思考、发散思维，考查和培养学生的探究意识和独立思考、创新能力。

（三）评价结果计算

根据《山东协和学院"五育融合"大学生创新创业指数综合测评办法》，计算"五育融合"课程创新创业基础指标达成度和学生创新创业基础指标达成度。

（四）评价结果使用

教师针对达成度低的分项指标进行全面分析，从教学目标设计、教学方法使用、教学环境创设、教学活动组织、学生学情等方面撰写教学反思，优化教学设计，持续改进教学，提高课程教学质量。

　　围绕学生个体达成度低的分项指标进行系统分析，从学生学习态度、学习习惯、学习方式等方面分析原因，对学生进行个性化辅导，引导学生增强创新精神，树立创业意识，提高创新创业能力。

第七章

"肌肉骨骼康复学"课程
"五育融合"创新创业教育教学设计

一、课程基本情况

"肌肉骨骼康复学"是康复治疗学专业的一门核心课程。它研究肌肉骨骼系统功能障碍的原因、评定与治疗的方法以及伤残预防等问题，改善或代偿肌肉骨骼系统的功能，使患者能够回归家庭和社会。本课程共 48 学时，3 学分，单列实验课 32 学时，2 学分。

通过本课程的学习使学生了解肌肉骨骼康复学的基本概念、肌肉骨骼系统伤病的临床与功能障碍的康复，熟悉肌肉骨骼系统常见伤病的基本概念、临床特点，掌握肌肉骨骼康复学的康复相关知识。重点培养学生在康复治疗、康复评定、康复教育等康复治疗岗位必需的专业能力和学生的个性发展能力，为康复治疗学专业的学生走向临床奠定基础。

二、课程"五育融合"双创教育教学目标

本课程围绕康复治疗学专业人才培养目标，结合教学内容，落实"五育融合"要求，在创新创业教育方面达到以下教学目标。

（1）结合肌肉骨骼康复概论的教学内容，挖掘家国情怀、社会责任、敬业精神元素，培养学生爱岗敬业、为国为民、立志创业的职业理想和社会责任感。

（2）结合脊柱脊髓损伤和骨盆骨折康复等教学内容，挖掘专业知识、专业技能、专业素养和创业精神元素，提升学生的创新思维能力和创业活动能力。

（3）结合肌肉、肌腱损伤康复等教学内容，挖掘拼搏精神、协作精神、社会责任元素，树立竞争意识，塑造顽强拼搏、团结协作、敢为人先的意志和精神。

（4）结合上肢创伤康复、下肢创伤恢复等教学内容，挖掘双创素质、人文素养、拼搏精神、协作精神元素，激发学生的创新灵感和创造活力。

（5）结合截肢的康复等教学内容，挖掘劳动精神、劳模精神、工匠精神、创造精神元素，提升学生的创新创业精神和实践能力。

三、课程知识与"五育"中的双创要素

（一）模块一：肌肉骨骼康复概论

1. 肌肉骨骼康复学的概念

"肌肉骨骼康复学"是研究肌肉骨骼系统功能障碍的原因、评定与治疗的方法以及伤残预防等问题，并运用物理疗法、作业疗法、假肢和矫形器技术以及职业训练等手段，改善或代偿肌肉骨骼系统的功能，使患者能够回归家庭和社会的一门学科。肌骨康复学是康复治疗学专业的核心课程，通过学习，培养学生的批判性思维和创造性思维，提升其发现问题、解决问题的临床思维能力。学生们需要掌握专业知识，熟练专业技能，丰富专业素养，不断提升双创素质。

2. 肌肉和骨骼的功能及原理

骨骼是组成脊椎动物内骨骼的坚硬器官，其功能是运动、支持和保护身体，制造红血球和白血球，储藏矿物质。人体的骨骼起着支撑身体的作用，是人体运动系统的一部分。肌肉按结构和功能的不同又可分为平滑肌、心肌和骨骼肌三种。平滑肌主要构成内脏和血管，具有收缩缓慢、不易疲劳等特点。心肌构成心壁，因不随人的意志收缩，故称不随意肌。骨骼肌通常附着于骨，其收缩迅速、有力，容易疲劳，可随人的意志收缩，故称随意肌。在了解骨骼、肌肉的功能和原理时，引导学生深刻理解专业知识，熟练掌握专

业技能，提升专业素养。

（二）模块二：四肢创伤的康复

1. 上肢创伤康复

肩部骨折是由于外伤或病理等原因致使肩部骨质部分或完全断裂。临床常见的肩部骨折包括肱骨大结节骨折、肱骨外科颈骨折、肩胛骨骨折、锁骨肩峰端骨折等。肩部骨折的表现：骨折部位有局限性疼痛和压痛，局部肿胀和出现瘀斑，肢体功能部位或完全丧失，完全性骨质尚可出现肢体畸形及异常活动。骨折时骨髓、骨膜及周围组织血管破裂出血在骨折处形成的血肿，以及软组织损伤所致的水肿，使患肢严重肿胀，甚至出现张力性水疱和皮下瘀斑。骨折局部出现剧烈疼痛，特别是移动患肢时加剧。在学习不同类型的骨折及各康复治疗方法时，引导学生将专业知识融入日常生活中，创造更合理的锻炼方式，发挥康复专业人才在生活中的作用，同时尊重患者的尊严和权利，树立以患者为中心的理念，崇尚人文关怀。

2. 手外伤康复

手是日常生活和工作中最常用到的一个器官，由于手部在多数情况下没有太多的保护，而又需要不断地接触各种工具和物件，在外伤（如摔倒或撞击）时，其会反射性地扶持、支撑，使得它成为全身最易受伤的一个部分。也正是因为双手的重要性，如何正确地处理手部的外伤，使其得到更快、更完全的功能和外观的恢复，也就成为广大患者和医生共同关注的问题。依据不同的标准可以将手外伤分为开放性损伤和闭合性损伤两大类。通过案例分析，让学生了解手功能在日常生活中的重要性以及手外伤康复的重要性。促进学生之间的交流合作，培养其团队意识和协作能力。

3. 下肢创伤恢复

下肢常见的创伤包括髋部的骨折与脱位、股骨干骨折、膝部骨折、胫腓骨骨折、踝部骨折与脱位、足部骨折等。康复治疗师需要了解每个部位骨折的康复评定和康复治疗方法，以便为患者提供最有效的康复治疗方案。在康复治疗方案的制订中康复治疗师要坚持以患者为中心，尊重患者，树立人道主义精神，提升自己的职业道德。在课程学习之余，要注重实践活动的开展，让学生将所学专业知识与实践相结合，提升其创新素质。

(三)模块三：人体脊柱疾患

1. 脊柱脊髓损伤和骨盆骨折康复

骨盆骨折是一种严重外伤，占骨折总数的 1%~3%，多由高能外伤所致，半数以上伴有合并症或多发伤，致残率高达 50%~60%，最严重的是创伤性失血性休克及盆腔脏器合并伤，救治不当有很高的死亡率，可达 10.2%。骨盆骨折疼痛广泛，活动下肢或坐位时加重，局部压痛、淤血，下肢旋转、短缩畸形，可见尿道口出血，会阴部肿胀。在学习骨盆骨折对应的运动功能及感觉功能障碍时，引导学生积极思考，强化学生的双创能力。另外，学生要学会制订相关的治疗方案，让患者尽可能恢复生活自理，从而能够帮助患者再就业，使其尽快融入家庭和社会。与此同时，鼓励学生自主创业，抓住残疾人再就业的市场，为残疾人提供更多的工作岗位和帮助。

2. 颈椎病的康复

颈椎病又称颈椎综合征，是颈椎骨关节炎、增生性颈椎炎、颈神经根综合征、颈椎间盘脱出症的总称，是一种以退行性病理改变为基础的疾患。它是由于颈椎长期劳损、骨质增生，或椎间盘脱出、韧带增厚，致使颈椎脊髓、神经根或椎动脉受压，出现一系列功能障碍的临床综合征。其表现为椎节失稳、松动；髓核突出或脱出；骨刺形成；韧带肥厚和继发的椎管狭窄等。这些部位刺激或压迫邻近的神经根、脊髓、椎动脉及颈部交感神经等组织，引起一系列症状和体征。在学习颈椎病的病因、评定方法和治疗方法时，培养学生的社会责任感和爱岗敬业、甘于奉献的精神。

(四)模块四：周围神经的康复

1. 周围神经损伤的康复

周围神经损伤主要由于各种原因引起受该神经支配的区域出现感觉障碍、运动障碍和营养障碍。周围神经是指中枢神经（脑和脊髓）以外的神经。它包括 12 对脑神经、31 对脊神经和植物性神经（交感神经、副交感神经）。引导学生对周围神经损伤的治疗方法积极思考，用发展的眼光看问题、解决问题，在现有的康复治疗方法上开拓探索、追求创新，逐步完善周围神经损伤康复治疗手段，为我国康复治疗事业发展做出贡献。

2. 断肢与断肢再植康复

肢体因外伤或手术造成完全或不完全断离，必须吻合动脉才能存活的，称为断肢。用手术方法将断肢重新接回原位称断肢再植或肢体再植。断肢再植康复需要学生了解导致断肢的原因以及分类，引导学生学习日常生活中如何避免肢体受到损伤，在潜移默化中深化学生的社会责任和职业道德。培养学生奉献社会的素质修养和开拓创新、精益求精的工匠精神。

（五）模块五：运动创伤康复

1. 肌肉、肌腱损伤康复

肌肉、肌腱损伤是常见的运动系统损伤。直接暴力造成的肌肉或肌腹移行部完全断裂或部分断裂，称为肌肉断裂。外力引起的肌肉突然猛力地收缩，可造成肌腱起止点的完全或部分撕裂，称为肌腱断裂。肌肉、肌腱的损伤在运动员身上非常常见，结合本节课的学习内容引入中国体操运动员在比赛中肌肉拉伤后进行康复治疗的案例，引导学生感悟运动员们在面对困难时永不言弃、敢于拼搏的精神和勇于超越的竞争精神。

2. 韧带、软骨损伤康复

韧带连接骨与骨，为明显的纤维组织，或附于骨的表面或与关节囊的外层融合，以加强关节的稳固性，以免损伤。当遭受暴力，产生非生理性活动，韧带被牵拉而超过其耐受力时，即会发生损伤。通过引入李某车祸后导致膝关节前后交叉韧带损伤的案例对韧带损伤的康复进行学习，让学生掌握膝关节前后交叉韧带的作用，培养学生的社会责任感，使其把家与国的关系看成一个整体，把个人命运与国家命运紧密相连，把个人价值的实现与为国家做贡献紧密结合。

（六）模块六：慢性运动系统疾患的康复

1. 截肢的康复

截肢是指一个肢体的远端被切除，是为了挽救患者生命而不得已采用的方法。通常被切除肢体的患者常常会出现幻肢痛的情况，据临床报告，50%以上的截肢病人术后伴有幻肢痛。作为医务工作者，应引导病人重视残肢，接受截肢现实。要应用放松疗法等心理治疗手段逐渐让病人消除幻肢感。因此，要让学生在掌握截肢术后的康复治疗方法的同时，注重患者的心理康复，从患者的角度出发思考问题，尊重患者，以免造成其心理上的问题。另外，要引导学生作为康复治疗师要爱岗敬业、甘于奉献，培养学生的劳模精神。

2. 关节置换术后的康复

人工膝关节置换，是在近代人工髋关节成功应用于病人后逐渐发展起来的一种治疗膝关节疾病的新技术，它能非常有效地根除晚期膝关节病痛，极大地提高病人的生活质量。通过介绍 3D 打印关节相关内容，引导学生在已有的治疗方案的基础上进行创新，鼓励学生开拓新的治疗方案，培养学生的创新思想和创造精神。

3. 骨关节炎的康复

现在很多中老年人出现关节部位的疼痛肿胀，到医院就诊后诊断为骨关节炎。骨关节炎作为一种退行性病变，是由于增龄、肥胖、劳损、创伤、关节先天性异常、关节畸形等诸多因素引起的关节软骨退化损伤、关节边缘和软骨下骨反应性增生，又称作骨关节病、退行性关节炎等。其临床表现为缓慢发展的关节疼痛、压痛、僵硬、关节肿胀、活动受限和关节畸形等。以膝关节炎为例，患者的膝关节疼痛难忍，长此以往影响患者生存质量，这就要求临床医务人员深刻理解专业知识，熟练掌握专业技能，康复治疗人员之间相互协作、配合默契，把解决病人病痛放在第一位。结合这部分内容，引导学生了解社会、融入社会、服务社会，树立集体主义观念，使其愿为他人和集体做出奉献和牺牲。帮助学生系统掌握专业知识和专业技能，使其互相协作、团结一致，培养学生的专业素养和协作精神。

4. 肩周炎、肱骨外上髁炎、腱鞘炎等慢性疾病的康复

肱骨外上髁炎又称"网球肘"，是前臂伸腕肌群的起点部反复受到牵拉刺激而引起的一种慢性损伤性疾病。本病好发于网球、乒乓球运动员。引入网球运动员肱骨外上髁损伤的案例，强调科学运动，尽量避免在运动时发生损伤。引导学生为运动员及群众制定出科学合理的运动方案。与此同时，培养学生的团队协作精神和竞争意识。

四、课程"五育融合"双创教育教学实施路径

"肌肉骨骼康复学"课程"五育融合"双创教育教学实施路径见表 7-1。

表 7－1　"肌肉骨骼康复学"课程"五育融合"双创教育教学实施路径

课程模块	课程内容	双创要素	教学素材	教学实施建议	考核评价	备注
模块一：肌肉骨骼康复概论	肌肉骨骼康复学的概念	2.1 专业知识 2.4 双创素质	材料：2015 年，全球范围内 18.5% 的残疾归因于肌肉骨骼疾病	1. 采用案例分析，分组讨论的方法，在讲授肌肉骨骼疾病增加的同时，引入肌肉骨骼康复学针对什么样的人群的问题，让其能够积极学习理论知识，治疗对什么的重要性，提升专业素养，为我国康复事业做出贡献。2. 采用讨论辩证的形式，围绕辩证观点：为什么要学习肌肉骨骼康复学展开讨论内容，了解肌肉骨骼康复学的原则及工作内容，培养学生的批判性思维和创造性思维，使其强化专业知识，增强专业技能，丰富专业素养，不断提升双创素质	课堂讨论（1）：按照班级小组讨论，讨论肌肉骨骼康复学发展历程，根据小组汇报及问题解答情况，由教师、学生给予评价	
	肌肉和骨骼的功能及原理	2.3 专业素养 5.4 创造精神	案例：颈椎病、腰椎病的诱发因素。	采用小组讨论的方法，课堂上讨论为什么越来越多的人患颈椎病和腰椎病，带领学生分析案例中的患病因素，思考：诱发颈椎病和腰椎病的因素，个人在将来工作中承担的责任，如何为患者进行康复治疗。引导学生深刻理解专业知识，熟练掌握专业技能，提升专业素养。同时引导学生分组设计预防颈椎病、腰椎病的方法，培养学生的创新性思维	作品设计（1）：让学生自创班级个颈椎病预防小方法，每个小组设计一套颈椎或腰椎保护操，按照作品设计评分表（见表 7－6），根据作品设计情况进行评价	
模块二：四肢创伤的康复	上肢创伤的康复	2.4 双创素质 4.2 医学人文	案例：王大爷每天坚持引体向上锻炼，有一天突发肩关节疼痛，被诊断为肩袖损伤	采用项目驱动，小组合作的方法，学习肌腱损伤的评定及康复治疗方法，在班级进行重点展示。通过王大爷肩袖损伤的案例，报案例分享，让学生学会从患者的角度出发及思考问题，引导学生将专业知识融入日常生活中，创造更合理的锻炼方式，发挥康复专业人才在生活中的作用，同时尊重患者的尊严和权利，树立以患者为中心的理念，崇尚人文关怀	作品设计（2）：让学生设计一套适合老年人的科学合理的锻炼方法，按照作品品设计评分表（见表 7－6），根据学生设计情况进行评价	

续表

课程模块	课程内容	双创要素	教学素材	教学实施建议	考核评价	备注
模块二：四肢创伤的康复	手外伤康复	3.2 拼搏精神 3.3 协作精神	案例：手外伤后功能障碍，忍痛康复后功能恢复	通过案例分析，采用小组讨论的方法，随机选出的小组和同学们一起分享手功能在日常生活中的重要性，解析手外伤康复的重要性，引导学生养成不怕困难、勇往直前的精神。促进学生之间的交流合作，培养其团队意识和协作能力	小组讨论（1）：根据小组汇报情况，按照小组讨论评分表（见表7-3）评分，重点考查学生在汇报时对积极向上的人生态度方面的感悟与见解	
	下肢创伤恢复	4.2 医学人文 5.4 创造精神	材料：80岁老人夜间上厕所摔倒导致股骨颈骨折，之后在家人鼓励支持下成功康复	1. 通过材料，让学生了解材料中情况的发生，也指出要对老年人多加关怀，培养同学们尊老爱幼的传统美德和人文关怀精神，提升其职业道德。 2. 采用小组讨论和同学们讲解预防老人摔倒的方法，随机选出的小组内同学如何进行康复治疗。将以及这种情况一旦发生如何进行康复治疗。将新知识融入材料之中，将理论与实践相结合，让学生思考可以创造出一个什么样的器械避免材料中事故的发生，提升学生的创新素质	课堂讨论（2）：根据小组汇报情况，按照课堂讨论评分表（见表7-4）评分，学生讨论材料中情人摔倒的原因以及康复治疗方法	
模块三：人体脊柱疾患	脊柱脊髓损伤和骨盆骨折康复	1.4 敬业精神 2.4 双创素质	案例：车祸导致截瘫，仍乐观向上，积极进取	1. 通过案例分析脊髓损伤后的功能障碍，让学生参与脊髓损伤的节段对应的运动功能及感觉功能障碍的研究，引导学生积极思考，强化学生的双创能力。 2. 采用小组讨论的方法，让学生熟悉康复治疗方法。晚期的康复的出现，让患者尽可能恢复生活自理，帮助患者再就业，鼓励学生自主创业，抓住伤后早期、中期、晚期脊髓损伤并发症的出现，从而避免脊髓损伤的工作岗位和社会。与此同时，帮助融入家庭和社会。与此同时，鼓励学生自主创业，抓住残疾人就业的市场，为残疾人提供更多的工作岗位和帮助，培养学生的创业意识	课后作业（1）：根据课后作业评分表（见表7-5）对学生的课后作业给予评价，重点考查学生对科学康复的认知和对乐观向上的人生态度的感悟	

续表

课程模块	课程内容	双创要素	教学素材	教学实施建议	考核评价	备注
模块三：人体脊柱疾患	颈椎病的康复	1.1 家国情怀 1.4 敬业精神	材料：颈椎病的危害有哪些	通过材料，让学生明白颈椎病会给患者带来疼痛不适，甚至会引起四肢功能障碍。采用小组讨论的方法，让学生讨论如何避免颈椎病的发生，如何分辨不同类型的颈椎病，以及各种颈椎病的治疗方法。与此同时，引导学生宣传颈椎病的预防与简单的自我治疗方法，培养学生的社会责任感和爱岗敬业、甘于奉献的精神	课堂讨论（3）：学生在"学习通"上发帖讨论：颈椎病的危害和预防措施，分教师评分（感悟的立意）和学生评分（点赞数），按比例赋予相应赋分	
模块四：周围神经的康复	周围神经损伤的康复	2.2 专业技能 5.3 工匠精神	材料：周围神经损伤康复治疗的方法	通过对各种各样的治疗方法展开讨论，让学生明确周围神经损伤后康复治疗的重要性，并要求学生整理康复治疗方法。在资料整理分析过程中，要让学生保持科学的态度，用发展的眼光看问题，解决问题，在现有治疗方法上开拓探索，通过学习和训练，具备从事某一职业的能力，逐步完善周围神经损伤的康复治疗手段，为我国康复治疗事业发展做出贡献。要培养学生的工匠精神	小组讨论（2）：根据课前"学习通"上布置情况，按照小组讨论评分表（见表7-3）评分，重点考查学生在报时对我国医学发展的进展的感悟	

续表

课程模块	课程内容	双创要素	教学素材	教学实施建议	考核评价	备注
模块四：周围神经的康复	断肢与断肢再植康复	2.3 专业素养 5.3 工匠精神	案例：残奥会冠军无臂飞鱼何军权的故事	1. 采用案例分析的方法让学生了解肢体对人类的重要性，以及导致断肢的原因和分类。讲述在日常生活中如何避免肢体受到损伤，在肢体断指的早期、中期、晚期的康复治疗方法，在脊髓损化中深化学生对社会责任和职业道德。 2. 采用实地教学习的方法，组织学生到校区运动队，针对出现的一系列运动损伤做出适合的康复治疗措施，借此培养学生奉献社会的康复素养、开拓创新、精益求精的工匠精神	课后作业（2）： 按照课后作业评分表（见表7-5），根据课后评价，重点考查学生对断肢及断指再植康复治疗的掌握情况	
模块五：运动创伤康复	肌肉、肌腱损伤康复	1.2 社会责任 3.2 拼搏精神 3.4 竞争意识	材料：中国体操队员在比赛中肌肉拉伤后进行康复治疗	1. 采用案例分析，肌腱损伤案例中引入中国体操队员在比赛的过程中肌肉拉伤后如何为其战胜时永不言弃，培养学生在面对困难时永不言弃，敢于拼搏的精神。 2. 采用小组合作讨论在治疗中应注意哪些事项，让学生自行讨论在治疗中应注意哪些事项，培养学生的竞争意识，让其学习运动员的竞争精神	课后作业（3）： 按照课后作业评分表（见表7-5），根据课后评价，重点考查学生对康复创新的感悟	
	韧带、软骨损伤康复	1.1 家国情怀 1.2 社会责任	案例：李某车祸后导致膝关节前后交叉韧带损伤	采用案例分析，小组讨论的方法，让学生掌握膝关节前后交叉韧带损伤在治疗中应注意哪些事项，指出案例中患者的作用，培养学生的社会责任感，使其把家与国的关系看成一个整体，把个人命运与国家命运紧密相连，把个人价值的实现与为国家做贡献紧密结合	小组讨论（3）： 按照小组讨论评分表（见表7-3），根据小组讨论汇报及问题解答情况，由教师、学生给予评价，重点考查学生对自身健康的关注和职业、社会责任感	

续表

课程模块	课程内容	双创要素	教学素材	教学实施建议	考核评价	备注
	截肢的康复	1.4 敬业精神 4.2 医学人文 5.2 劳模精神	材料：截肢后的康复	通过观看材料，了解截肢手术都是为了挽救患者生命而不得已采用的方法。采用情景模拟，小组讨论的方式，让学生掌握截肢术后的康复治疗方法，使其在运动功能康复的基础上，也要注重患者的心理康复，从患者的角度出发引导重点考问题，尊重患者心理，要引导成其心理上的问题。另外，要引导学生作为康复治疗师要爱岗敬业、甘于奉献，培养学生的劳模精神	小组讨论（4）： 根据课前"学习通"上布置的任务，小组讨论评分，按照小组评论评分表（见表7-3）评分，重点考查学生对我国居肢行业的认知	
模块六：慢性运动系统疾患的康复	关节置换术后的康复	2.4 双创素质 5.4 创造精神	案例：王大爷患膝关节骨性关节炎20余年，现膝关节疼痛难忍，医生给出了全膝关节置换的治疗方案	采用案例分析，小组讨论的方法，对"对案例中王大爷的治疗方案是否认同，术后是否就算治疗结束"这一问题进行讨论，让学生明白手术只是开始，康复才是重点，并引导学生敢于开拓创新，培养学生的创新思想和创造精神	小组讨论（5）： 按照小组讨论评分表（见表7-3），根据小组汇报及问题解答情况，由教师评价，学生给予评价，重点考查关节置换术后的康复治疗方法的总结	
	骨关节炎的康复	3.3 协作精神 5.2 劳模精神	材料：何为骨关节炎	采用查阅资料，小组讨论的方法，了解骨关节炎的临床表现以及康复过程中如何避免骨关节炎的发生，团队合作研究如何治疗骨关节炎的发病机制和病因，在研究过程中培养学生协作的精神和社会责任感，并引导学生了解社会、融入社会、服务社会，维护社会公平正义，树立集体主义观念，具有强烈的社会责任感，愿为他人和集体做出奉献和牺牲	小组讨论（6）： 按照小组讨论评分，按表7-3）评分，重点考查学生在汇报时对骨关节炎的见解	

续表

课程模块	课程内容	双创要素	教学素材	教学实施建议	考核评价	备注
模块六：慢性运动系统疾患的康复	肩周炎、肱骨外上髁炎、腱鞘炎等慢性疾病的康复	3.3 协作精神 3.4 竞争意识	案例：赵某喜欢打网球，最近肘关节总是疼痛，诊断为肱骨外上髁炎	采用案例分析，小组讨论的方法，研究以下问题：案例中的赵某损伤？什么样的运动会造成损伤？如何更加科学地锻炼，避免在锻炼中造成关节的损伤？在研究过程中培养学生的团队协作精神，同时使其能够制定出科学合理的运动方案；与此同时培养学生的竞争意识	课后作业（4）：按照课后作业评分表（见表7-5），根据学生课后作业情况进行评价，重点考查学生相互协作、万众一心、共同奋进的精神风貌	

五、考核评价

根据"肌肉骨骼康复学"课程"五育融合"双创教育教学实施路径中考核评价栏目规定的考核方式,过程性评价与终结性评价相结合,采用多元化考核评价方式,注重学生创新精神、创业意识和创新创业能力评价。

(一)评价形式

具体评价形式见表7-2。

表7-2　　　　　　　　　　　　评价形式表

项目	小组讨论	课堂讨论	课后作业	作品设计
数量	6	3	4	2
占比（%）	40	20	27	13

(二)评价标准

1. 小组讨论,小组代表汇报

组内学生自评占20%,学生互评占30%;教师评价小组代表汇报情况占50%。小组代表汇报成绩作为小组成员成绩。小组讨论评分表见表7-3。

表7-3　　　　　　　　　　　　小组讨论评分表

项目	主题突出	思路清晰	价值正向	领悟深刻	备注
权重	0.25	0.3	0.25	0.2	

2. 课堂讨论

本课程过程性评价中,课堂讨论共3个,每次讨论满分100分。评分方式为:组内学生评价占20%;全体学生评价占30%;教师评价占50%。课堂讨论评分要点见课堂讨论评分表(见表7-4),适用于所有课堂讨论。

表 7-4 课堂讨论评分表

项目	逻辑分析	沟通能力	语言表达	价值正向	备注
权重	0.2	0.3	0.3	0.2	

3. 课后作业

本课程过程性评价中,课后作业共 4 个,课后作业根据学生完成情况由任课教师综合评定,采用百分制赋分。课后作业评分表见表 7-5。

表 7-5 课后作业评分表

项目	作业完成	知识掌握	知识运用	价值领悟	备注
权重	0.25	0.3	0.25	0.2	

4. 作品设计

课程过程性评价中,作品设计共 2 个,每件作品满分 100 分。评分方式为:组内学生评价占 30%;全体学生评价占 30%;教师评价占 40%。作品设计评分要点见作品设计评分表(见表 7-6),适用于所有作品设计。

表 7-6 作品设计评分表

项目	理念新颖	元素丰富	作品完整	价值正向	备注
权重	0.1	0.3	0.3	0.3	

5. 终结性评价标准

围绕"五育融合"课程创新创业教育目标,组织终结性评价,包含期中考试和期末考试两类,采取百分制计分,期中考试占比 15%,期末考试占比 25%,采取纸笔作答。试题形式和内容突出基础性、综合性、应用性和创新性,通过设计开放性、探究性试题以及非标准答案的试题,在考查专业知识的基础上,引导学生多角度认识问题,鼓励学生主动思考、发散思维,考查和培养学生的探究意识和独立思考、创新能力。

（三）评价结果计算

根据《山东协和学院"五育融合"大学生创新创业指数综合测评办法》，计算"五育融合"课程创新创业基础指标达成度和学生创新创业基础指标达成度。

（四）评价结果使用

教师针对达成度低的分项指标进行全面分析，从教学目标设计、教学方法使用、教学环境创设、教学活动组织、学生学情等方面撰写教学反思，优化教学设计，持续改进教学，提高课程教学质量。

围绕学生个体达成度低的分项指标进行系统分析，从学生学习态度、学习习惯、学习方式等方面分析原因，对学生进行个性化辅导，引导学生增强创新精神，树立创业意识，提高创新创业能力。

第八章

"物理治疗学"课程
"五育融合"创新创业教育教学设计

一、课程基本情况

"物理治疗学"是康复治疗专业的一门核心课程，是研究基础医学、临床医学、康复治疗学、康复预防与评价等方面的基础知识和技能，进行康复治疗、康复评定、预防保健的一门课程。本课程共 64 学时，4 学分，单列实验课 64 学时，4 学分。

"物理治疗学"教学的主要目的是阐明物理治疗学的基本概念、基本理论和物理治疗的主要内容和方法，使学生掌握物理治疗的基本概念和各种功能障碍的物理治疗方法和操作技术，为后续学习临床康复专业课程打下坚实的基础。通过物理治疗学的教学使学生对现代物理治疗有进一步的理解，并培养学生辩证、科学地应用物理治疗方法，掌握物理治疗基础理论、各类物理治疗技术的临床应用、操作方法，以及治疗的适应证和禁忌证。通过实践，巩固和加深对基本理论知识的理解，强化基本操作技能。本课程通过基础理论与实验操作相结合，使学生掌握物理治疗基础理论、各类物理治疗技术的临床应用及操作方法，为进一步学习各康复临床课程及今后的工作打下坚实基础。

二、课程"五育融合"双创教育教学目标

本课程围绕康复治疗学专业人才培养目标，结合教学内容，落实"五

育融合"要求，在创新创业教育方面达到以下教学目标：

（1）结合物理治疗对人体的作用、物理治疗方法的发展及展望、偏瘫患者的体位转移技术、脊柱肌肉牵伸技术等内容，挖掘家国情怀、社会责任、诚信品质和敬业精神等元素，培养学生的爱国情怀、使命担当和责任感。

（2）结合上肢关节活动技术、下肢肌肉牵伸技术、上肢关节松动技术、四肢关节的牵引等内容，挖掘专业知识、专业技能、专业素养和双创素质等元素，培养学生的专业理论、技能和创新创业意识。

（3）结合下肢贴扎技术、协调功能训练、有氧训练等内容，挖掘坚强意志、拼搏精神、协作精神和竞争意识等元素，培养学生不惧困难、协作创新、奋力拼搏的品质。

（4）结合四肢瘫痪患者的体位转移技术、平衡功能训练、步行训练等内容，挖掘医学人文元素，培养学生的人文素养。

（5）结合物理治疗方法的发展及展望、康复机器人国内研究现状、生物反馈疗法反战简况等内容，挖掘创造精神元素，培养学生的创新思维和创造意识。

三、课程知识与"五育"中的双创要素

（一）模块一：绪论

1. 物理治疗对人体的作用

物理治疗的适应证有：内科性疾病，如常年的老慢支等；外科性疾病，如慢性的阑尾炎；功能性疾病，如胃肠道功能紊乱引起腹泻等；心理疾病，如长期的焦虑、失眠等；以及神经、皮肤等系统的功能锻炼和康复训练等。合理地将物理治疗应用于疾病，既能彰显康复治疗师的专业素养，又能对患者的康复具有良好的促进作用。因此，在学习本门课程的过程中，同学们应学会针对不同类型的疾病选择正确的物理治疗方法，在服务患者的同时遵守职业道德、提升专业素养。

2. 物理治疗方法的发展及展望

物理治疗学经历了漫长的发展时期。西方物理治疗早在古罗马和希腊时代就有文献记载，我国的物理治疗起源于旧石器时代，后经过历代医家的创新及完善形成了多样化的物理治疗体系。例如，《黄帝内经·素问》中记载了针灸、拔罐、导引、按摩等物理因子治疗疾病。近代以来，现代医学迅猛发展，紫外线、红外线、感应电等相继应用到疾病治疗上来。对于康复专业的学生来说，在学好课程知识的同时也要注重实践，学中干，干中学，从理论与实践结合中提高专业素养，培养创新精神和双创能力，这样才能适应未来康复治疗的发展。

（二）模块二：关节活动技术

1. 上肢关节活动技术

上肢关节包括肩关节、肘关节、腕关节、手关节。以脑卒中患者肩手综合征分期为例，使同学们了解肩手综合征三期会对患者造成不可逆性损伤。强调上肢关节活动技术的重要性，让同学们既掌握扎实的专业知识，又掌握恰当的手法活动技术，从而能够为符合关节活动度适应证的患者进行上肢关节活动。

2. 下肢关节活动技术

下肢关节包括髋关节、膝关节、踝关节、足关节。以长期卧床的脑卒中患者下肢软组织的影响的案例为引导，让学生试述长期卧床对脑卒中患者后期康复会产生什么样的影响，同时思考关节活动技术在康复治疗中起到的作用，激发同学们对理论知识学习的兴趣，并让其将学习的理论知识与实践相结合，从而提升其专业素养，培养其对患者的人文关怀。

3. 脊柱活动技术

脊柱的运动节段由两个相邻的椎骨、三个椎间关节、椎间盘的软组织、纵韧带和节段间韧带以及关节囊组成。当脊柱颈部或腰部出现损伤时，治疗师常采取颈部或腰部主动和被动活动技术进行康复治疗。例如 2014 年世界杯时，巴西运动员内马尔在赛场上被冲撞倒地，腰椎骨裂。腰部脊柱恢复期，需要同学们既掌握扎实的专业知识，又能够对常用的关节活动技术进行熟练操作，在理论与实践结合中提高专业素养。

（三）模块三：体位转移技术

1. 偏瘫患者的体位转移技术

偏瘫患者体位转移技术包括：床上转移活动、坐位与立位之间的转移、床与轮椅之间的转移、轮椅与坐厕之间的转移、进出浴缸、被动转移技术。在瘫痪患者的康复治疗过程中，治疗师要熟练运用各种转移技术，以便患者更好的康复。举例：霍金深受肌肉萎缩性侧索硬化症侵害，全身瘫痪，不能言语，却坚持研究物理学近 40 年，体现出勇于探索、敢于拼搏的崇高精神。在瘫痪患者的康复治疗过程中，帮助患者尽可能恢复生活自理能力，使其尽快融入家庭和社会，培养学生的社会责任感和爱岗敬业、勇于拼搏的精神。

2. 四肢瘫痪患者的体位转移技术

四肢瘫痪患者的体位转移技术包括：床上翻身活动、卧位与坐位之间的转换、床上直腿坐位移动、不同平面之间转移动作训练、被动转移技术。在四肢瘫痪患者的康复治疗过程中，治疗师要熟练运用各种转移技术，以便患者更好的康复。举例：著名作家史铁生因先天性脊椎裂导致下肢瘫痪，但他并没有因此消沉，写出了许多脍炙人口的作品，激励并鼓舞了一代又一代人，他用实际行动把勇于探索、敢于拼搏、敬业爱岗的精神进行了完美的诠释。要让学生掌握四肢瘫痪患者的体位转移技术，注重对患者的人文关怀，使其能够在日后的临床工作中做出自己的贡献。

3. 截瘫患者的体位转移技术

截瘫患者的体位转移技术包括：床上翻身活动及直腿坐位移动、卧位与坐位之间的转换、不同平面之间转移动作训练、坐轮椅上下马路台阶的训练、被动转移技术。在截瘫患者的康复治疗过程中，治疗师要熟练运用各种转移技术，以便患者更好的康复。举例：张海迪因病高位截瘫，但身残志坚，鼓舞了一代又一代人，在她身上体现出了勇于探索、敢于拼搏、敬业爱岗的崇高精神。在截瘫患者的康复治疗过程中，同学们不仅要理论与实践相结合，更要注重对患者的人文关怀。

4. 脑瘫儿童的体位转移技术

脑瘫儿童的体位转移技术包括：从仰卧位到俯卧位、脑瘫儿童的抱法。要让学生了解造成儿童脑瘫的诱因以及预防措施。在脑瘫儿童的康复治疗过程中，学生应从患者的角度出发考虑问题，在注重人文关怀的同时提升专业素养。

（四）模块四：肌肉牵伸技术

1. 上肢肌肉牵伸技术

上肢肌肉由肩部肌肉、肘部肌肉、腕及手部肌肉组成。当相应部位肌肉出现损伤时，常采取的牵伸技术包括徒手被动牵伸、自我牵伸两种方法。肩关节周围炎简称肩周炎，俗称凝肩、五十肩。其表现为：肩部逐渐产生疼痛，夜间为甚，逐渐加重，肩关节活动功能受限而且日益加重，达到某种程度后逐渐缓解，直至最后完全复原。它是肩关节囊及其周围韧带、肌腱和滑囊的慢性特异性炎症。在治疗过程中要求治疗师熟练地掌握上肢肌肉牵伸技术，具备良好的专业素养，以便更好地为患者提供服务。

2. 下肢肌肉牵伸技术

下肢肌肉由髋部肌肉、膝部肌肉、踝与足部肌肉组成。当相应部位肌肉出现损伤时，常采取的牵伸技术包括徒手被动牵伸、自我牵伸两种方法。体育运动过程中膝关节半月板损伤是常见的操作类型。在康复训练过程中，通过治疗师徒手被动牵伸和患者自我牵伸可以有效促进膝关节半月板恢复正常功能。在治疗下肢肌肉出现疾病的患者时，要求同学们熟练地掌握实践操作技能，从而具备将来的工作岗位所需的知识与能力，提升专业素养。

3. 脊柱肌肉牵伸技术

脊柱肌肉由颈部肌肉、腰部肌肉组成。当相应部位肌肉出现损伤时，常采取的牵伸技术包括徒手被动牵伸、自我牵伸两种方法。腰肌劳损常见于从事体力劳动的人群中，其主要症状是腰或腰骶部胀痛、酸痛，反复发作，疼痛可随气候变化或劳累程度而变化，如日间劳累加重，休息后可减轻，时轻时重，为临床常见病、多发病，发病因素较多。通过治疗师徒手被动牵伸和患者自我牵伸可以有效缓解腰部肌肉劳损。在治疗脊柱肌肉出现疾病的患者时，同学们应遵守职业道德，掌握专业技能，提升专业素养，帮助患者解除病痛。

（五）模块五：关节松动技术

1. 脊柱关节松动技术

脊柱关节由颈椎关节、胸椎关节、腰椎关节组成。其中颈椎在脊椎椎骨中体积最小，活动度和活动频率最大，且解剖结构复杂，因此容易引起劳损和外伤。颈椎病又称颈椎综合征，是颈椎骨关节炎、增生性颈椎炎、颈神经根综合征、颈椎间盘脱出症的总称。颈椎病的临床症状主要有颈背疼痛、上肢无力、手指发麻、下肢乏力等。康复治疗过程中治疗师常采用分离牵引、旋转摆动、侧屈摆动、后伸摆动等技术进行护理。因此，同学们要熟悉颈椎病和腰椎疾病的常见类型，能够通过患者的临床表现情况选用恰当的康复手法，从而更好地帮助患者解除病痛。

2. 上肢关节松动技术

上肢关节由肩部关节、肘部关节、腕部关节及手部关节组成。举例：由于腕部关节及手部关节在上肢关节中活动度较大，灵活性也较好，常因肌肉过度活动、滑膜炎症、纤维素渗出等引起桡骨茎突狭窄性腱鞘炎。常见症状有腕侧红肿、发热、压痛、关节肿胀、活动受限等。康复过程中治疗师常采用分离牵引、前后向滑动、尺侧滑动等技术进行治疗。因此，同学们要熟悉上肢关节疾病的常见类型，能够通过患者的临床表现情况选用恰当的康复手法，从而更好地帮助患者解除病痛。

3. 下肢关节松动技术

下肢关节由髋部关节、膝部关节、踝部关节及足部关节组成。举例：踝关节的稳定性对日常的活动和体育运动的正常进行起重要的作用。踝关节扭伤是临床常见的疾病，在关节及韧带损伤中是发病率最高的疾病。康复过程中治疗师常采用分离牵引、前后向滑动、向外侧滑动等技术进行治疗。因此，同学们要熟悉下肢关节疾病的常见类型，能够通过患者临床表现情况选用恰当的康复手法，从而更好地帮助患者解除病痛。

（六）模块六：肌力训练技术

1. 肌力训练的理论基础

肌力训练的基本方法包括：传递神经冲动训练、助力训练、悬吊训练、主动训练、抗阻训练等。举例：外伤骨折后，由于长期制动导致肌力下降。康复过程中治疗师常采用肌力训练的基本方法进行治疗。因此，同学们要熟悉肌力训练的常见方法，能够通过患者临床表现情况选用恰当的康复手法，从而更好地帮助患者解除病痛。与此同时引导学生设计一套防止肌肉萎缩的自我训练方案，培养学生的社会责任感和爱岗敬业、甘于奉献的精神。

2. 增强肌力的训练技术

临床上主要根据患者肌力评定的结果来选择肌力增强方法。肌力训练方式包括徒手训练和器械训练两种。增强上肢肌群肌力训练方法包括：增强肩部肌群肌力技术；增强肘部及前臂肌群肌力技术；增强腕及手部肌群肌力技术。举例：2020 年东京奥运会夺得冠军的中国举重运动员、吊环运动员，他们在日常训练过程中常常使用哑铃、拉力器等器械进行增强肌力训练。常用的增强肩部肌群肌力技术有：增强肩前曲肌群肌力；增强肩外展肌群肌力技术；增强肩后伸肌群肌力技术；增强肩内水平收肌群的肌力技术；增强肩外旋肌群肌力技术。通过观看中国运动员夺冠材料，提升同学们的爱国热情，并激发将所学理论知识更好地应用于实际中。

3. 核心稳定性训练

核心稳定性训练的理论基础建立在儿童早期运动发育的规律上，现常用于体育训练、脑卒中康复治疗、脑瘫康复治疗、下腰背痛的康复。核心稳定性训练的操作方法包括桥式运动、其他徒手训练的动作、巴氏球核心稳定性训练。举例：当今社会脑卒中的患者逐年增加，脑卒中后遗症包括肢体运动障碍、语言不利等。治疗师通过核心稳定性训练能够有效改善脑卒中患者症状，从而改善患者生活。因此，同学们要熟悉核心稳定性训练的常见方法，能够通过患者临床表现情况选用恰当的康复手法，从而更好地帮助患者解除病痛。

（七）模块七：牵引技术

1. 颈椎牵引

颈椎牵引可以极大地缓解颈椎病给患者带来的不适。其通过增大椎间孔、椎间隙；纠正椎间小关节的紊乱，恢复脊柱的正常生理曲度；牵伸挛缩组织，改善脊柱的正常生理功能；恢复颈椎的正常排序等作用，改善颈椎病症状。常用的牵引方法有机械牵引、颈椎徒手牵引技术、颈椎的自我牵引与辅助治疗。举例：颈椎病的临床症状主要有颈背疼痛、上肢无力、手指发麻、下肢乏力等。治疗师通过采用正确的牵引方法可以有效减轻患者病痛。因此，要让同学们熟悉颈椎牵引技术的常见方法，以及颈椎牵引过程中的操作方法和注意事项，引导其深刻理解所学的专业知识，使其熟练掌握相关技能，提升人文素养。

2. 腰椎牵引

腰椎牵引可以极大地缓解腰椎疾病给患者带来的不适。其通过增大椎间隙，减轻椎间盘内压力；扩大椎间孔及神经根管入口，减轻神经根的压迫等作用，改善腰椎疾病的症状。常用的牵引方法有骨盆重锤牵引、斜位自重牵引、电动骨盆牵引、三维多功能牵引、腰椎的自我牵引与辅助治疗。举例：腰椎间盘突出症常因腰椎间盘病变或外伤等引起，常见症状为腰部疼痛，一侧下肢或双下肢麻木、疼痛。治疗师通过采用正确的腰椎牵引方法可以有效减轻患者病痛。因此，同学们要熟悉腰椎牵引技术的常见方法，通过患者临床表现情况选用恰当的康复手法，从而更好地帮助患者解除病痛。

3. 四肢关节牵引

四肢关节牵引可以极大地缓解四肢关节疾病给患者带来的不适。其通过增大关节腔间隙，扩大活动度；预防并治疗关节周围软组织的挛缩和粘连等作用，改善四肢关节疾病症状。常用的牵引方法有：持续皮肤牵引和持续骨牵引。临床适用于四肢骨折、脱位后关节功能障碍等。举例：下肢骨折包括下肢长骨的骨折、关节的骨折和骨盆的骨折。一旦出现骨折的话需要用石膏外固定 6~8 周。治疗师通过采用正确的四肢关节牵引技术可以有效减轻患者病痛。因此，同学们要熟悉腰椎牵引技术的常见方法，学会从患者的角度出发思考问题，提升专业素养。

（八）模块八：悬吊技术

1. 上肢悬吊训练

上肢悬吊训练包括肩关节外展、内收运动训练，肩关节屈曲、伸展运动训练，肩关节水平位外展、内收运动训练、肩关节伸展、内收力量训练。举例：肩周炎的康复训练。治疗师通过采用正确的上肢悬吊训练方法可以有效减轻患者病痛。因此，同学们要熟悉上肢悬吊技术的常见方法，掌握利用悬吊训练来增强偏瘫患者上肢功能的方法，让患者恢复生活自理能力。要在潜移默化中培养学生的敬业精神和职业道德。

2. 下肢悬吊训练

下肢悬吊训练包括髋关节外展、内收运动训练，髋关节屈曲、伸展运动训练，膝关节屈曲、伸展运动训练，髋关节伸展、内收力量训练，膝关节内收力量训练。举例：骨盆的骨折。一旦出现骨折的话需要用石膏外固定 6～8 周。治疗师通过采用下肢悬吊训练可以有效减轻患者病痛。因此，同学们要熟悉下肢悬吊训练的常见方法，通过患者临床表现情况选用恰当的康复手法，从而更好地帮助患者解除病痛。

3. 躯干悬吊训练

躯干悬吊训练包括颈部侧屈训练，颈部旋转训练，颈部屈曲、伸展训练，背部屈曲、伸展运动训练，背部侧屈运动训练，背部旋转运动训练，腹肌力量训练，仰卧位背部牵伸训练。举例：颈椎病的临床症状主要有颈背疼痛、上肢无力、手指发麻、下肢乏力等。治疗师通过采用正确的躯干悬吊方法能够有效减轻患者病痛。因此，要让同学们了解核心肌力训练对人体的作用，熟悉如何利用悬吊系统进行训练，引导其作为康复治疗师要爱岗敬业、甘于奉献，使其增强专业素养。

（九）模块九：软组织贴扎技术

1. 上肢贴扎技术

上肢贴扎技术适用于肩峰下撞击综合征、肩周炎、脑卒中肩关节半脱位、肱骨外上髁炎、肱骨内上髁炎、手腕部腱鞘炎、肩手综合征。贴扎的目的在于减轻患病部位疼痛，恢复患处肌肉关节的活动。举例：肩关节脱位约占全身关节脱位的 50%，这与肩关节的解剖和生理特点有关。肩关节脱位后常表现为双肩肿胀、疼痛、主动和被动活动受限。治疗师通过采用正确的上肢贴扎技术能够有效减轻患者病痛。因此，同学们要熟悉上肢贴扎技术的常见方法，通过患者临床表现情况选用恰当的康复手法，从而更好地帮助患者解除病痛。

2. 下肢贴扎技术

下肢贴扎技术适用于膝骨性关节炎、膝关节运动损伤、髌骨软骨软化症、踝关节扭伤、跟腱损伤、跟骨骨刺及足底筋膜炎、偏瘫步态。贴扎的目的在于减轻患病部位疼痛，恢复患处肌肉关节的活动。举例：跟腱闭合损伤，跟腱完整性消失，压痛、足蹠屈功能丧失。2012 年伦敦奥运会，刘翔因跟腱受伤摔倒在 110 米栏前，他坚强地站起身，用左脚单脚跳过了全程，来到最后一个栏架时他停了下来，俯下身对着栏架深深一吻。这一幕，不知道多少人为之眼眶湿润，这一吻，又不知凝聚了刘翔对这项运动的多少深情。要引导学生学习运动员的拼搏精神。

3. 躯干贴扎技术

躯干贴扎技术适用于颈椎病、急性腰扭伤、腰椎间盘突出症。贴扎的目的在于减轻患病部位疼痛，恢复患处肌肉关节的活动。举例：从事体力劳动者，工作过程中出现急性腰扭伤。治疗师可以通过采用 Y 形贴布放松腰方肌、采用 I 形贴布促进腹外斜肌等方法，放松腰部拉伤肌肉，减轻疼痛。同学们要熟悉躯干贴扎技术的常见方法，通过患者临床表现情况选用恰当的康复手法，从而更好地帮助患者解除病痛。

4. 头面部贴扎技术

头面部贴扎技术适用于周围性面瘫、颞颌关节功能紊乱症。贴扎的目的在于减轻患病部位疼痛，恢复患处肌肉关节的活动。举例：打哈欠时掉下巴就是典型的颞颌关节功能紊乱综合征的表现。治疗时常采用 X 形痛点提高贴布减轻患者疼痛，采用 Y 形贴布放松咀嚼肌，达到放松肌肉、减轻疼痛的效果。同学们要熟悉头面部贴扎技术的常见方法，通过患者临床表现情况选用恰当的康复手法，从而更好地帮助患者解除病痛。

（十）模块十：平衡与协调训练

1. 平衡功能训练

平衡功能训练的方法有：仰卧位训练、前臂支撑下俯卧位训练、肘膝跪位训练、双膝跪位和半跪位训练、坐位训练、站立位训练等。举例：2020 年东京奥运会，女子体操平衡木比赛中国体操运动员管晨辰夺得世界冠军，还直接上演了一出袋鼠摇手表演，也被网友笑称"全网最美袋鼠摇手"。在平衡训练时，治疗师要明确以下注意事项：该训练适用于平衡功能障碍的患者，训练过程中治疗师要在患者身旁注意监护，以免发生跌倒。同学们要熟悉平衡功能训练的常见方法，在日后康复治疗的过程中将家国情怀和人生价值融合在一起，在实现人生价值的同时为国家和人民做贡献。

2. 协调功能训练

协调功能训练的方法有：上肢协调训练（轮替动作练习和方向性动作练习）、下肢协调训练（轮替动作和整体动作）。举例：中国女排曾多次拿下世界冠军，女排精神鼓舞着一代又一代的中国人，女排队员的拼搏精神、团队协作意识、敬业精神、爱国情怀深深地影响着我们。在协调训练时，治疗师要明确以下注意事项：该训练适用于协调功能障碍患者，训练前、训练中要注意协调功能评定，要同时进行相应的肌力、平衡功能训练等其他训练。同学们要熟悉协调功能训练的常见方法，通过患者临床表现情况选用恰当的康复手法，从而更好地帮助患者解除病痛。

（十一）模块十一：步行相关训练

1. 步行训练

步行训练是以矫正异常步态，促进步行转移能力的恢复，提高患者的生活质量为目的的训练方法之一。其主要采取的综合性措施包括：药物治疗、手术治疗、物理治疗等。临床步行训练常用的基础训练方法有：体位适应性训练、肌力训练、关节活动度训练、平衡训练等，另外还有减重及机器人辅助步行训练。举例：红军二万五千里长征，爬雪山过草地，到达陕北。步行训练过程中治疗师要在患者身旁注意监护，以免发生跌倒。同学们要熟悉步行训练的常见方法，同时学习红军长征的精神，在自己的岗位上把个人命运与国家命运紧密相连，把个人价值的实现与国家的贡献紧密结合，努力实现自己的人生价值。

2. 步行能力训练

步行能力训练包括：室内步行训练和社区性步行训练。其中室内步行训练以平行杠内训练、助行器步行训练等方法为主；社区性步行训练以环境适应性训练、过马路、超市购物等方式为主。训练过程中要注意安全，治疗师要站在患者身边，提高患者的安全感，帮助患者消除紧张情绪。举例：交通事故中下肢骨折患者的术后康复治疗。步行能力训练过程中治疗师要在患者身旁注意监护，以免发生跌倒。同学们要熟悉步行能力训练的常见方法，通过患者临床表现情况选用恰当的康复手法，从而更好地帮助患者解除病痛。

3. 常见异常步态矫治训练

常见异常步态矫治训练主要是根据引起异常步态的原因进行针对性训练。举例：剪刀步态、偏瘫步态、足下垂步态、膝塌陷、膝过伸、臀大肌无力步态、臀中肌无力步态。训练过程中要注意安全，治疗师要站在患者身边，提高患者的安全感，帮助患者消除紧张情绪。同学们要熟悉异常步态矫治训练的常见方法，同时在步态矫正训练中要站在患者的角度对其多加关怀，提升自己的专业素养。

（十二）模块十二：神经发育技术

1. 神经发育疗法（Bobath 技术）

Bobath 技术的操作方法：关键点的控制、促进姿势反射、刺激固有感受器和体表感受器。其临床上常用于治疗脑瘫儿童、治疗脑卒中患者。治疗痉挛型脑瘫可通过姿势或体位抑制痉挛，在功能活动中控制痉挛；治疗手足徐动型脑瘫可通过使四肢或躯干负重，给予合适的支撑，鼓励中线位活动；治疗共济失调型脑瘫可通过促进上肢负重，在功能活动中练习平衡反应。举例：电影《阿甘正传》中主人公阿甘的励志人生故事。脑瘫治疗过程中治疗师应站在患者身边，防止意外情况的发生，注意安全。同学们要熟悉脑瘫康复治疗的常见方法，通过患者临床表现情况选用恰当的康复手法，从而更好地帮助患者解除病痛。

2. 皮肤感觉促进技术（Rood 技术）

Rood 技术包括：促进技术和抑制技术两种。促进技术通过利用皮肤、本体感觉等刺激来诱发肌肉反应。抑制技术适用于痉挛和其他导致肌张力增高的情况。Rood 技术作为康复基本技术被应用于临床，用以治疗痉挛性瘫痪、迟缓性瘫痪、吞咽和发音障碍等，并能促进膈肌收缩改善呼吸。举例：电影《国王的演讲》中患有严重口吃的约克公爵阿尔伯特王子临危受命成为英国国王，后在语言治疗师莱纳尔·罗格的治疗下，乔治六世克服障碍，在二战前发表鼓舞人心的演讲。治疗过程中治疗师应站在患者身边，防止意外情况的发生，注意安全。同学们要在将新知识理论与实践相结合的同时关心患者，体现人文关怀。

3. 中枢性促进技术（Brunnstrom 技术）

Brunnstrom 技术是用于偏瘫患者运动功能障碍的评价方法和治疗技术。临床上常采取的操作方法有：卧位和床上训练、坐位训练、引导联合反应和共同运动、引导分离运动等。通过对脑卒中后运动模式的分析，治疗师采用恰当的操作方法，按照相应的治疗顺序，最终使患者达到随意完成各种运动的目的。举例：脑卒中后常见的后遗症包括肢体运动功能障碍、语言不利等。治疗过程中治疗师应站在患者身边，防止意外情况的发生，注意安全。同学们要熟悉康复治疗的常见方法，通过患者临床表现情况选用恰当的康复手法，从而更好地帮助患者解除病痛。

4. 本体神经肌肉促进技术

本体神经肌肉促进技术是通过对本体感觉器刺激，达到相关神经肌肉反应，以增强相应肌肉的收缩能力的目的，同时通过调整感觉神经的异常兴奋性，改变肌肉的张力，使之以正常的运动方式进行活动的一种康复训练方法。本体神经肌肉促进技术的基本程序：手法接触、阻力、扩散和强化、牵伸、牵引和挤压等；特殊手法技术包括：节律性启动、等张组合、动态反转、节律性稳定、反复牵拉、收缩 – 放松等。基本运动模式有：上肢运动模式、下肢运动模式。临床应用于骨科和多种神经疾患的康复治疗。举例：患帕金森的名人——拳王阿里、好莱坞传奇凯瑟琳·赫本。治疗过程中治疗师应站在患者身边，防止意外情况的发生，注意安全。同学们要熟悉康复治疗的常见方法，通过患者临床表现情况选用恰当的康复手法，从而更好地帮助患者解除病痛。

（十三）模块十三：运动再学习技术

1. 体位转移技术

体位转移技术包括：从仰卧到床边坐起、站起和坐下。脑卒中偏瘫患者尽早坐起可以减轻后遗症的发生（如软组织挛缩、感知觉和认知的损害），可以降低脑卒中后继发并发症（如血栓形成、肺部感染），同时也有助于提高患者的意识水平。举例：脑卒中患者运动障碍、语言不利。治疗过程中治疗师应站在患者身边，防止意外情况的发生，注意安全。同学们要熟悉康复治疗的常见方法，通过患者临床表现情况选用恰当的康复手法，从而更好地帮助患者解除病痛。

2. 平衡功能训练

平衡功能训练包括：坐位平衡训练与站立平衡训练。坐位平衡训练常采取头和躯干的运动、取物活动及拾物训练方式。站立平衡训练常采取诱发伸髋肌群训练、头和躯干的运动、取物活动等方式。最终患者要将训练转移到日常生活中，以便促进疾病的康复。举例：脑卒中偏瘫患者。治疗过程中治疗师应站在患者身边，防止意外情况的发生，注意安全。同学们要熟悉康复治疗的常见方法，通过患者临床表现情况选用恰当的康复手法，从而更好地帮助患者解除病痛。

3. 步行功能训练

步行功能训练包括：站立期膝关节控制的训练、站立期骨盆水平侧移地训练、站立期伸展髋关节的训练、踝关节背屈地训练、软组织牵伸。最终实现将训练转移到日常生活中，促进疾病康复。举例：脑卒中偏瘫患者。治疗过程中治疗师应站在患者身边，防止意外情况的发生，注意安全。同学们要熟悉康复治疗的常见方法，通过患者临床表现情况选用恰当的康复手法，从而更好地帮助患者解除病痛。

4. 上肢功能训练

上肢功能训练包括：软组织牵伸、诱发肌肉收缩。诱发肌肉收缩对于肌力较弱的患者效果显著。具体操作方法有：诱发肩周肌肉收缩、训练伸腕、训练前臂旋后、训练对掌、训练对指、训练拾物。最终将训练转移到日常生活中，促进患者康复。举例：脑卒中偏瘫患者。治疗过程中治疗师应站在患者身边，防止意外情况的发生，注意安全。同学们要熟悉康复治疗的常见方法，通过患者临床表现情况选用恰当的康复手法，从而更好地帮助患者解除病痛。

5. 口面部功能训练

口面部功能训练包括：训练吞咽、训练唇闭合、训练舌运动、训练吃和喝、训练面部运动、改善呼吸控制、改善控制感情爆发。最终将训练转移到日常生活中，促进患者康复。举例：脑卒中患者后遗症——语言不利。要引导学生强化专业素养，掌握面部功能训练方案，提升职业道德，同时鼓励学生换位思考，使其具有爱心、耐心、同情心和良好的医患沟通能力。

（十四）模块十四：强制性使用技术

临床应用。强制性使用技术应用于脑卒中、儿童脑瘫和脑外伤、幻肢痛、局部手指张力障碍、慢性失语症、周围神经损伤。举例：电影《雨人》中的角色——特指具有某种特殊才能，但日常生活不能自理的人，部分被称为"白痴天才"。强制性使用技术应用时治疗师要做好家属的思想工作，取得家属同意。要注重与患者的沟通，体贴关爱患者，不断鼓励支持患者树立信心，帮助其克服疾病带来的暂时性困扰。同学们要熟悉康复治疗的常见方法，通过患者临床表现情况选用恰当的康复手法，从而更好地帮助患者解除病痛。

（十五）模块十五：心肺功能训练

1. 心功能训练

心功能训练是指对心血管病患者综合采用主动积极的身体、心理、行为和社会活动的训练与再训练，能够提高患者的生活质量。心功能训练适用于患有心血管疾病的人群，严重高血压患者禁用。心功能训练分为三期：第一期为院内康复期，常用运动疗法、心理康复与健康教育进行治疗；第二期为院外早期康复期，常用有氧运动和无氧运动进行治疗；第三期为院外长期康复期，常采取间断性运动和连续性运动进行治疗。举例：冠心病患者植入支架手术后。治疗师要通过心功能训练对患者进行康复治疗，同时对患者和家属进行宣传教育，使患者保持健康的生活方式，达到心脏康复的目标。同学们要熟悉心功能训练的常见方法，通过患者临床表现情况选用恰当的康复手法，从而更好地帮助患者解除病痛。

2. 肺功能训练

肺功能训练又称为呼吸功能训练，其通过各种训练增强肺通气功能，改善肺换气功能，促进血液循环和组织换气，以便帮助患者早日恢复肺功能。肺功能训练适用于慢性阻塞性肺疾病、慢性限制性肺疾病、哮喘及其他慢性呼吸系统疾病伴呼吸功能障碍、慢性实质疾病、支气管痉挛等。肺功能训练包括膈肌呼吸训练、呼吸肌练习、局部呼吸，缩唇式呼吸等。举例：《红楼梦》中的林黛玉患有严重的呼吸系统疾病。治疗师应当选取适当的肺功能训练方法，并注重促进患者心理康复的放松训练，积极进行呼吸康复宣传教育，帮助患者早日康复。同学们要熟悉肺功能训练的常见方法，通过患者临床表现情况选用恰当的康复手法，从而更好地帮助患者解除病痛。

3. 有氧训练

有氧运动是人们在日常生活中最基本的运动形式，有氧能力是人们运动能力的基本体现。通过反复的有氧运动，可以提高心肺功能和运动能力，改善机体代谢。有氧训练适用于心血管疾病、代谢性疾病、慢性呼吸系统疾病等。疾病发展期或代谢期、严重骨质疏松、心血管功能不稳定等禁用。有氧训练的方式有步行和慢跑、骑车、游泳等。举例：2020 年东京奥运会，田径项目男子 100 米，中国运动员苏炳添打破亚洲纪录，创造历史。同学们要熟悉有氧训练的常见方法，通过患者临床表现情况选用恰当的康复手法，从而更好地帮助患者解除病痛。

（十六）模块十六：虚拟现实技术

1. 虚拟现实的原理

虚拟现实是一种比较宽泛的说法，最早提出时是用来指代某种以视觉欺骗为主的硬件设备。目前主流的虚拟现实技术仍遵循最初的技术路线，但已经突破了早期仅针对视觉的范畴，开始向全方位拟真迈进，主要由以下几大领域组成。

（1）视觉上通过透镜放大并尽可能覆盖人眼视角的屏幕，同时通过陀螺仪等感应器使画面跟随头部运动而变化，产生视觉欺骗。

（2）听觉上主要就是 3D 空间音效技术，让人们可以根据声音判断出音源的位置。

（3）体感设备（如触摸手套、跑步机等），使人与虚拟环境的交互方式更接近现实。

（4）定位设备，用于获取用户头部及身体各部位在真实空间中的位置，并映射到虚拟场景中。虚拟现实的原理是学习虚拟现实技术在临床中应用的基础，通过这些专业知识的学习，提高学生专业素养。

2. 虚拟现实的临床应用

虚拟现实在虚拟外科手术、康复医学等方面都有广泛应用。虚拟现实在临床上的应用是近些年发展起来的，是技术人员不断创新的结果。通过介绍虚拟现实技术在临床上的应用，培养学生的创新思维和创造精神。

（十七）模块十七：机器人辅助康复治疗

1. 康复机器人医学理论依据

近30年神经系统疾病康复领域中最重要的研究成果之一，就是人们逐渐认识到中枢神经系统具有高度可塑性，这是中枢神经损伤后功能恢复的重要理论依据。中枢神经系统受损后的功能恢复可以通过功能重组和功能重建获得。功能恢复的过程可能涉及神经系统的形态改变和生理适应两方面。中枢神经系统一旦损伤，神经组织再生非常困难，然而它的功能可以通过代偿恢复。神经的可塑性包括轴突和树突发芽、神经细胞生成、突出数量增多、突出结构参数变化、支配区转移和形成新的神经通路等方面。特定的功能训练在中枢神经系统受损后的功能恢复过程中是必不可少的，这为机器人辅助康复训练提供了重要的医学理论依据。康复机器人医学理论基础是学习机器人辅助康复治疗的基础，要通过这些专业知识的学习，提高学生的专业素养。

2. 康复机器人国内研究现状

2012年浙江省推出了多体位智能康复训练机器人系统，它是智能化下肢康复机器人系统，该系统为患者提供标准步态训练，可以调节模式、实现正常人的行走功能，使患者得到良好的康复效果。哈尔滨工程大学对下肢康复机器人的研究范围从下肢康复器械到下肢外骨骼助力系统都有所涉及，其对人体下肢进行了步态规划和仿真。中国科学技术大学对可穿戴下肢助力机器人的动力学模型和控制系统进行了较为深入的探索。对这些知识的学习可培养学生的专业素养，激发学生的创新精神和创造精神，使其学习发扬工匠精神。

（十八）模块十八：电疗法

1. 直流电的生物物理与化学作用

直流电能改变细胞膜两侧原有的膜电位的水平（或叫作改变膜的极化状态）。阴极使膜的两侧产生一个外负内正的电压降（电位差），这个电位差将使膜两侧原有的外正内负的膜电位的数值减少，使膜处于一种低极化状态，因而应激性升高；而阳极下，由于在膜的两侧产生一个外正内负的电位差，和膜两侧原有的电位差同方向，膜电位增高，处于一种超极化状态，因而应激性降低。直流电的生物、物理和化学作用是学习电疗法的基础。通过对该内容的讲授，可以培养学生的专业素养。

2. 感应电疗法的禁忌证

感应电疗法禁用于有出血倾向、急性化脓性炎症、痉挛性麻痹、皮肤破损、感觉过敏者、有植入心脏起搏器者、严重新功能衰竭、孕妇的腰骶部。感应电疗法如果不慎用于具有禁忌证的患者，则会引起医疗事故。通过对该部分内容的讲授，培养学生的敬业精神和良好的职业道德。

3. 功能性电刺激疗法的临床应用

功能性电刺激疗法常应用于以下方面：上运动神经元瘫痪、呼吸功能障碍、排尿功能障碍、特发性脊柱侧弯、肩关节半脱位。实际上尿失禁病人的脊髓排尿中枢和它支配下的膀胱逼尿肌、尿道括约肌等都仍然是完整的。用功能性电刺激疗法控制尿失禁的一种方法是将刺激电极植入膀胱逼尿肌或其骶神经根，甚至植入脊髓的中间外侧柱。另一种比较简单而实用的方法是经阴道或直肠刺激尿道括约肌。功能性电刺激疗法根据人体排尿的原理，利用外源性电流代替人体生物电，是具有革命性的新技术。通过对该部分内容的讲授，培养学生的专业素养、创新思维和精神。

4. 高频电疗法的安全防护

高频电疗法的安全防护的内容有：适当选择振荡频率和振荡强度；尽量缩短高频工作时间；改善接地条件；采取屏蔽措施；现场防护。

高频电疗法如果防护不当，极易引起医疗事故。通过对该部分内容的讲授，培养学生坚守道德法则、审慎执行任务、向人民负责的职业精神。

（十九）模块十九：光疗法

1. 光的本质

人类对光的本质的认识经历了一个非常曲折、漫长的过程。通过学习不仅使学生获得了很多知识，更重要的是使其对科学精神和科学发现的理解更深刻了。笛卡儿借助于以太来说明光的传播过程；胡克把光波与水波类比指出光的波动性；惠更斯把光波与声波类比提出惠更斯原理，发展了光的波动学说；牛顿在对光的色散现象的研究中提出了光的微粒说；1905年爱因斯坦发表了论光的量子理论的著名论文。对光的本质的探索是一代代人突破前人的理论的过程。通过对该部分内容的讲授，培养学生的专业素养、创新精神和敢为人先、攻坚克难的创造精神。

2. 激光的临床应用

激光在医学上的应用分为两大类：激光诊断与激光治疗。前者以激光作为信息载体，后者则以激光作为能量载体。多年来，激光技术已成为临床治疗的有效手段，也成为发展医学诊断的关键技术。激光作用于生物机体时，其被吸收转化成热能。如果功率相当，几毫秒内温度可达数百至上千度，使组织蛋白变性、凝固、炭化、气化。激光的高能量可产生很强的光压，聚焦激光的表面压强可达 $200g/cm^2$。这种机械作用与热效应一起，能使激光成为"光刀"，用于外科手术切割组织，治疗浅表肿瘤，如黑色素瘤、鳞状上皮瘤、乳头状瘤、血管纤维瘤、乳房肿瘤等，还可用激光切除烧伤的焦痂。在眼科则用激光做虹膜切除，治疗继发性瞳孔膜闭，可使病人重见光明。这种手术不用拆线，不会感染，优于常规手术。激光技术在医学上的应用是近些年来发展起来的新技术。通过对该部分内容的讲授，培养学生的专业素养、创新意识。

（二十）模块二十：超声波疗法

1. 超声波治疗机的研发

超声波治疗机是团队协作研发的，不是个人研发的。通过对该部分内容的讲授，让学生意识到团队协作的重要性，从而培养学生的协作精神。

2. 超声雾化吸入疗法的临床应用

超声雾化吸入疗法的适应证：咽喉炎、扁桃体炎、气管炎、支气管炎、肺炎等；支气管哮喘、胸部、肺手术后并发症；呼吸道湿化不足、痰液黏稠、排痰不通畅、痉挛性咳嗽等。超声雾化吸入疗法是近些年发展起来的新技术，是技术人员不断创新的结果。通过对该部分内容的讲授，培养学生的专业素养、创新思维和精神。

（二十一）模块二十一：传导热疗法

1. 石蜡疗法的发明

我国开展蜡疗历史悠久，经验和资料也很丰富。晋唐时代蜡疗法已逐步完善和盛行，比法国萨脱福于 1909 年倡导的石蜡疗法早 1000 多年。1086 年唐慎微集成 32 卷《经史证类备急本草》，其中不仅收载葛洪、孙思邈用热蜡外治疾病的方法，而且详述了唐代刘禹锡的《传信方》中的蜡疗方法。通过对该部分内容的讲授，增强学生的文化自信和民族自豪感，使其树立高远的理想追求并具有深沉的家国情怀，积极地投身康复治疗行业中，为医疗发展做贡献。

2. 湿热袋敷疗法的注意事项

加热前：检查恒温水箱内的水量，避免干烧；注意检查恒温器是否正常工作，以保证准确的治疗温度；检查湿热袋是否有裂口，以免加热后硅胶颗粒漏出引起烫伤。治疗中：注意观察、询问患者的反应；加热时在湿热袋与患者体表间加垫毛巾。湿热袋敷疗法在治疗过程中如果疏忽大意或应用不当容易引发医疗事故，这就要求在治疗过程中一定要认真负责，努力探索导致医疗事故的原因和避免方法。通过对该部分内容的讲授，培养学生的创新思维和创新精神，提高学生的职业道德水平。

（二十二）模块二十二：压力疗法

1. 体外反搏技术

体外反搏治疗，是我国医学界自行研发的一种治疗全身缺血性疾病的无创伤性、无痛苦的物理疗法，已有 30 多年的历史，在全世界范围内得到了广泛应用。其原理是在患者四肢和臀部扎上气囊，连接上特定的气源，配上专门设计的电器控制部分，利用患者自身的心电信号进行固定触发，并与心脏保持严格的同步工作。当心脏进入舒张期开始之际，扎于四肢和臀部的气囊充气，自远端序贯地加压四肢和臀部，迫使血液返回主动脉，从而提高主动脉舒张压。体外反搏可使静脉回心血流量增加，心输出量也随之增加。在心脏收缩之前，气囊迅速放气，对肢体解除压迫，肢体受压的血管转为开放，从而可减少主动脉射血输出阻力，减轻心脏后负荷。通过对该部分内容的讲授，增强学生的文化自信和民族自豪感，使其树立高远的理想追求并具有深沉的家国情怀，积极地投身到康复治疗行业中，为医疗发展做贡献。

2. 负压疗法的注意事项

治疗前检查患者有无治疗禁忌证和设备是否完好；每次治疗前应检查患肢，若有还未结痂的溃疡灶或褥疮应加以隔离保护后再治疗；治疗应在患者清醒的状态下进行，患肢应无感觉障碍；治疗过程中应注意观察患肢的肤色变化情况，并询问患者的感觉，根据情况及时对治疗剂量进行调整。负压疗法应用不当容易导致医疗事故，这就要求在治疗过程中一定认真负责，努力探索事故发生的原因和避免方法。通过对该部分内容的讲授，在培养学生专业素养的同时，激发学生的创新思维和创新精神。

（二十三）模块二十三：磁疗法

1. 磁疗发展史

磁石治病在我国有悠久的历史，公元前2世纪有"自炼五石"辅以治病，公元5世纪时《名医别录》记录磁石消肿，治鼠篓、小儿惊痫等疾病。通过学习增强学生的文化自信和民族自豪感，使其树立高远的理想追求并具有深沉的家国情怀，积极地投身到康复治疗行业中，为医疗发展做贡献。

2. 磁疗的临床应用注意事项

直接贴敷法应注意检查皮肤；掌握好剂量；正确使用磁片。磁片不要相互碰击，不要加热，因为这样会使磁性分子排列紊乱，磁性互相抵消而消失。注意不良反应，治疗后如血压波动、头晕、恶心、嗜睡或严重失眠应停止治疗。磁疗应用不当则会引起医疗事故，这就要求在治疗过程中一定认真负责，避免事故的发生，同时努力探索事故的原因和避免方法。通过对该部分内容的讲授，培养学生的创新思维和敬业精神，提高其专业素养。

（二十四）模块二十四：水疗法

1. 我国水疗发展史

我国用水治病有悠久的历史，《黄帝内经》中的《素问》记载"其有邪者，渍形以为汗"。《玉机真脏论》中有汤烫法和浴法的记载。《伤寒论》中有"灌水法"的记载。明代伟大医学家李时珍所著的《本草纲目》对水疗应用及各种不同成分的水均有较为详尽的阐述。通过对该部分内容的讲授，增强学生的文化自信和民族自豪感，使其树立高远的理想追求并具有深沉的家国情怀，积极地投身康复治疗行业中，为医疗发展做贡献。

2. 水的治疗作用

（1）对皮肤的影响。各种水疗法主要作用于皮肤，也可作用于体腔黏膜，通过神经和体液反射而致局部、阶段性或全身性反射作用。如手浴能影响胸腔脏器，足浴能影响脑部血液循环，坐浴能影响盆腔器官等。（2）对循环系统的影响。当心脏部位施行冷敷时，心搏次数减少，但心脏收缩力增强，脉搏有力、血压下降；心脏部位施行热敷时，心搏加快，可增加心肌张力。当施行全身冷敷时，早期毛细血管收缩，血压上升，随后出现血管扩张，心搏变慢，血压降低，可减轻心脏的负担。因此，寒冷可以提高心肌能力，使心搏变慢，改善心肌营养。对水的治疗作用的开发体现了人们的创新精神。通过对该部分内容的讲授，培养学生的创新思维和创新意识，提高学生的专业素养。

（二十五）模块二十五：冷疗法与冷冻疗法

1. 我国古代的冷疗法

冷疗法在我国医学上的应用历史悠久。在我国古代就有利用冰雪止血、止痛及消肿的记载。明代医学家李时珍在《本草纲目》中记载，用冰敷治乳痈、高热昏迷、酒精中毒等；民间也常用冷水敷后枕部治疗鼻出血。通过对该部分内容的讲授，增强学生的文化自信和民族自豪感，激发学生的创新创造精神，使其树立高远的理想追求并具有深沉的家国情怀，积极地投身到康复治疗行业中，为医疗发展做贡献。

2. 冷冻速度

冷冻速度低于100℃/分钟，称为缓慢冷冻，仅使细胞外水分形成冰晶，对细胞功能的破坏性较弱；冷冻速度大于100℃/分钟，称为快速冷冻，可在细胞内外同时形成冰晶，对细胞功能的破坏性强。停止冷冻后复温越慢，对组织破坏作用越强。对冷冻速度与组织功能关系的认识是基础理论的一个突破。通过对该部分内容的讲授，培养学生的创新思维，提高学生的专业素养。

（二十六）模块二十六：生物反馈疗法

1. 反馈

反馈是控制论的基本概念，是指将系统的输出返回到输入端并以某种方式改变输入，进而影响系统功能的过程。根据反馈对输出产生影响的性质，其可分为正反馈和负反馈。前者增强系统的输出，后者减弱系统的输出。以人体的反射活动为例：当刺激（输入）作用于感受器之后，神经兴奋沿传入神经传递给大脑中枢，再沿传出神经控制效应器的活动（输出）；效应器的活动情况又作为刺激信息（输入）返回作用于感受器，进而通过大脑中枢的调节影响效应器的活动（输出）。利用反馈，将学习结果及时提供给学习者，可增进反应效果。反馈是医学生的一个基本概念，反馈概念的提出是基础理论的一个重大突破。通过对该部分内容的讲授，培养学生的创新思维，提高其专业素养。

2. 生物反馈疗法发展简况

20世纪20年代，美国的就有人使用了肌电仪监测患者的肌电活动，并对患者进行了放松训练。60年代开始由美国心理学家米勒根据操作式条件反射学习理论，首先在动物身上进行了内脏反应训练的实验研究，于1967年首次获得成功，从而创立了这一崭新的治疗技术。通过对该部分内容的讲授，培养学生的创新思维，提高其专业素养。

（二十七）模块二十七：冲击波疗法

1. 冲击波概念

任何波源，当运动速度超过了其波的传播速度时，这种波动形式就可以称为冲击波，或者激波。其特点是波前的跳跃式变化，即产生一个锋面。锋面处介质的物理性质发生跃变，造成强烈的破坏作用。冲击波的传播通常通过物质的媒介。对冲击波的认识是基础理论的重大突破，也是学习冲击波疗法的基础。通过对该部分内容的讲授，培养学生的创新思维，提高其专业素养。

2. 冲击波能量的选择

按照能量等级将冲击波分为低、中、高三个能级。治疗疼痛时应使用低中能级，即"软性"冲击波；治疗软组织钙化性疾病时应使用中高能级；治疗骨不连时需要高能级来诱发成骨效应。冲击波能量的选择要依据冲击波能量与效应、应用之间的关系进行，要灵活选择，不能墨守成规。通过对该部分内容的讲授，培养学生的创新思维，提高学生的专业素养。

（二十八）模块二十八：非侵入脑部刺激技术

1. 经颅直流电刺激技术的刺激强度

刺激强度的概念有两个：一个是机器所能达到的输出强度，另一个是施加给患者的刺激强度。机器所能达到的刺激强度是指输出能量设置为100%时线圈输出的磁场强度，刺激强度与所选用的线圈密切相关。线圈尺寸越小，刺激强度越高。患者的治疗强度一般参考运动阈值设定，运动阈值是通过施加刺激时记录到的运动诱发电位来计算的。运动阈值的测定是非侵入脑部刺激技术的前提，而运动阈值是通过经颅直流电刺激技术的强度与大脑皮层兴奋性的关系来测定的，通过对该部分内容的讲授，培养学生的创新思维，提高其专业素养。

2. 经颅直流电刺激技术的注意事项

首次经颅直流电刺激治疗，仪器需要有经过专业训练的医务人员进行操作，需调整刺激强度、刺激位置、电极片放置位置等参数。院外治疗时，由医务人员确认患者本人或家属学会操作后，可由患者本人或家属操作，或医务人员视频监督患者操作，避免错误操作可能引起的损伤。经颅直流电刺激技术操作复杂，容易引发医疗事故。这就要求在治疗过程中一定要认真负责，努力提高技术水平，并探索事故发生的原因和避免方法。通过对该部分内容的讲授，提高学生的专业素养，培养其创新思维和敬业精神。

（二十九）模块二十九：物理治疗中的循证医学

1. 共性原则选择物理因子疗法

急性期物理因子（PA）治疗选择。在外伤的早期和炎症急性期，不能选择改善血液循环的PA，以避免急性外伤导致的出血增加或感染早期的扩散，因此，对有热效应的PA都应该是禁忌的，如湿敷、蜡疗、应用热效应作用的超声波、红外线、磁石，可选择低功率激光、冷疗、无热量微波、无热量超声波等非热效应的PA。物理因子的合理选择需要根据具体情况而灵活操作，不能墨守成规。通过对该部分内容的讲授，培养学生的创新思维，提高其专业素养。

2. 循证物理治疗应用

循证物理治疗是指关于患者物理治疗管理的开放和周到的临床决策，其将现有的最佳证据与临床判断、患者的偏好和价值观结合起来，并进一步考虑提供物理治疗服务更大的社会背景，以优化患者的临床结局和生活质量。循证物理治疗可以用于脑瘫患者，这是循证医学运用于物理治疗的重大突破。通过对该部分内容的讲授，提高学生的专业素养，培养其创新思维和创新精神。

四、课程"五育融合"双创教育实施路径

"物理治疗学"课程"五育融合"双创教育教学实施路径见表8－1。

表8-1　"物理治疗学"课程"五育融合"双创教育实施路径

课程模块	课程内容	双创要素	教学素材	教学实践建议	考核评价	备注
模块一：绪论	物理治疗对人体的作用	1.4 敬业精神 2.3 专业素养	材料：内科疾病、心理疾病、皮肤疾病	通过课堂讨论的方法，列举物理治疗适应证的广泛性，让同学们深刻体会学好物理治疗的必要性，同时认识到在疾病治疗过程中要有崇高的职业道德以及过硬的专业素养	课堂讨论（1）：根据学生在讨论群发帖、分数师评分（感悟的立意）和学生评分（点赞数），按比例给予相应赋分	
	物理治疗方法的发展及展望	1.1 家国情怀 5.4 创造精神	材料：《黄帝内经·素问》中记载了针灸、拔罐、导引，按摩等物理因子治疗疾病，紫外线、红外线、感应电等相继应用到疾病治疗上来	通过对材料的讲解，使同学们认识到对于康复专业的学生来说，在学好课程知识的同时也要注重实践，学中干、干中学，从理论与实践结合中提高专业素养，培养创新精神和双创能力，这样才能适应未来康复治疗的发展	课后作业（1）：完成课后作业题，根据课后作业评分表（见表8-5），对学生的课后作业给予评价	
模块二：关节活动技术	上肢关节活动技术	2.3 专业素养	材料：肩手综合征分期	通过对肩手综合征材料的分析，采用小组讨论的方式，针对脑卒中患者合并出现肩手综合征的原因制定预防措施。利用相关节活动技术改善患者情况，强调该技术的重要性，又能熟练使用常见的关节活动技术	小组讨论（1）：根据小组汇报情况，教师，学生和组内成员分别对各个小组进行评价	
	下肢关节活动技术	2.3 专业素养	案例：长期卧床对脑卒中患者下肢软组织的影响	以案例"长期卧床的脑卒中患者下肢组织的影响"展开讨论，了解长期卧床会对中患者下肢组织产生什么影响，丰富专业素养、强化专业知识、增强专业技能，将理论与实践相结合，在理论与实践中提升专业素养，培养学生的人文关怀精神	小组讨论（2）：根据小组汇报情况，教师，学生和组内成员分别对各个小组进行评价	

续表

课程模块	课程内容	双创要素	教学素材	教学实施建议	考核评价	备注
模块二：关节活动技术	脊柱活动技术	2.3 专业素养	案例：2014年世界杯时，巴西运动员内马尔在赛场上被冲撞倒地，腰椎骨裂	通过观看材料和小组讨论的方式使同学们认识到，在腰部、脊柱恢复期，同学们既要掌握扎实的专业知识，又要对常用的关节活动技术进行熟练操作，在理论与实践结合中提高专业素养	小组讨论（3）：按照小组讨论评分表（见表8-3），根据小组汇报及问题解答情况，由教师、学生给予评价	
模块三：体位转移技术	偏瘫患者的体位转移技术	1.4 敬业精神 3.2 拼搏精神 4.2 医学人文	案例：霍金深受肌肉萎缩性侧索硬化症侵害，全身瘫痪、不能言语，却坚持研究物理学近40年，体现出勇于探索、敢于拼搏的崇高精神	通过对材料的讲解，让学生熟悉偏瘫患者早期、中期、晚期的体位转移方法，让患者尽可能恢复生活自理，避免发生这可能恢复生活自理，帮助患者再就业，使其尽快融入到家庭和社会。培养学生的社会责任感和爱岗敬业、勇于拼搏的精神品质	课后作业（2）：完成课后作业题，按照课后作业评分表（见表8-5），根据学生课后作业情况进行评价	
	四肢瘫痪患者的体位转移技术	1.4 敬业精神 3.2 拼搏精神 4.2 医学人文	案例：著名作家史铁生因先天性脊椎裂导致下肢瘫痪，但并没有因此消沉，写出了许多脍炙人口的作品，他用实际行动把勇于探索、敢于拼搏的精神进行了完美的诠释	通过对材料的讲解，让同学们了解在四肢瘫痪患者的体位转移过程中所遇到的问题。培养学生面对困难永不言弃、敢于拼搏的精神品质，使其注重对患者的人文关怀	课后作业（3）：完成课后作业题，按照课后作业评分表（见表8-5），根据学生课后作业情况进行评价，重点考查学生对患者的人文关怀	

续表

课程模块	课程内容	双创要素	教学素材	教学实施建议	考核评价	备注
模块三：体位转移技术	截瘫患者的体位转移技术	1.4 敬业精神 3.2 拼搏精神 4.2 医学人文	案例：张海迪，高位截瘫，病残志坚，身残志坚了一代又一代人，在她身上体现出了勇于探索，敬业爱岗的崇高精神	通过对材料的讲解，使同学们认识到在截瘫患者的康复治疗过程中，不仅要做到理论与实践相结合，更要注重对患者的人文关怀	课后作业（4）：完成课后作业题，按照课后作业评分表（见表 8-5），根据学生课后作业情况进行评价，重点考查学生对患者的人文关怀	
	脑瘫儿童的体位转移技术	4.2 医学人文	案例：脑瘫患者	通过对材料的讲解，用案例分析的方法让学生了解脑瘫的诱因以及预防措施，并思考脑瘫儿童在康复治疗过程中的艰辛与不易之处，引导学生从患者的角度出发思考问题，尊重脑瘫患者，避免给其造成心理负担	课后作业（5）：完成课后作业题，按照课后作业评分表（见表 8-5），对学生的课后作业给予评价	
模块四：肌肉牵伸技术	上肢肌肉牵伸技术	1.4 敬业精神 2.3 专业素养	案例：肩周炎，关节活动功能受限	采用案例分析的方法。通过治疗师徒手被动牵伸和患者自我牵伸可以有效促进肩关节正常功能的恢复。在治疗上肢肌肉出现疾病的患者时，要求同学们熟练掌握实践操作技能，以便更好地为患者提供帮助	课后作业（6）：完成课后作业题，按照课后作业评分表（见表 8-5），根据学生课后作业情况进行评价	
	下肢肌肉牵伸技术	1.4 敬业精神 2.3 专业素养	案例：脑卒中患者跟腱挛缩	采用案例分析的方法进行教学，在康复训练过程中，通过治疗师徒手被动牵伸和患者自我牵伸可以有效促进脑卒中和患者跟腱恢复正常功能。在处理下肢软组织问题时，要求同学们掌握相关实践操作技能，以满足日后工作岗位的需要，提升学生的专业素养	课后作业（7）：完成课后作业题，根据课后作业评分表（见表 8-5），对学生的课后作业给予评价，重点考查学生对下肢肌肉牵伸技术的掌握情况	

续表

课程模块	课程内容	双创要素	教学素材	教学实施建议	考核评价	备注
模块四：肌肉牵伸技术	脊柱肌肉牵伸技术	1.4 敬业精神 2.3 专业素养	案例：长期从事体力劳动者，腰肌劳损	采用案例分析的方法。通过治疗师徒手被动牵伸和患者自我牵伸可以有效缓解腰部肌肉劳损。在治疗脊柱肌肉出现疾病的患者时，要求同学们熟练掌握实践操作技能，以便更好地为患者提供帮助	课堂讨论（2）： 根据学生在讨论群发帖、分教师评分（感悟的立意）和学生评分（点赞数），按比例赋予相应赋分	
模块五：关节松动技术	脊柱关节松动技术	2.3 专业素养	案例：颈椎病，颈背疼痛，上肢无力	采用案例分析的方法康复治疗。采取分离牵引、旋转摆动、侧屈摆动，同学们要熟悉颈椎病和腰椎疾病的常见类型，通过患者临床表现情况选用恰当的康复手法给患者解除病痛。	小组讨论（4）： 根据小组汇报情况，教师，学生和小组内成员分别对各个小组进行评价，重点考查学生在汇报时对创新精神方面的感悟与见解	
	上肢关节松动技术	2.3 专业素养	案例：桡骨茎突狭窄性腱鞘炎	采用案例分析的方法进行教学。在康复治疗过程中，治疗师常采取分离牵引、前后滑动，尺侧滑动等技术对此进行治疗。在课堂上明确关节松动术对此类患者的常见手法，并要求学生掌握康复治疗的常见手法，提升其专业素养	课后作业（8）： 完成课后作业题，根据课后评分表（见表8-5），对课后作业进行评价	
	下肢关节松动技术	2.3 专业素养	案例：胫腓骨骨折愈合后出现踝关节关节活动度受限	采用案例分析的方法进行教学。让学生思考胫腓骨折为什么会造成踝关节活动受限，在康复治疗过程中，治疗师采取分离牵引、前后向滑动，向外侧滑动等技术进行治疗，要让学生通过患者临床表现情况选用恰当的康复手法，从而更好地帮助患者解除病痛	课后作业（9）： 完成课后作业题，按照课后作业题、根据课后分表（见表8-5），根据学生课后作业情况进行评价	

续表

课程模块	课程内容	双创要素	教学素材	教学实施建议	考核评价	备注
模块六：肌力训练技术	肌力训练的理论基础	1.4 敬业精神 2.3 专业素养	案例：长期卧床导致的肌肉萎缩	采用案例分析的方法进行教学。在康复过程中，治疗师常采取肌力训练的基本方法进行治疗。要求同学们熟悉临床表现情况选用恰当的常用手法，通过患者帮助患者解除病痛，同时，引导学生设计一套防止肌肉萎缩的自我训练方案，培养学生的社会责任感和爱岗敬业、甘于奉献的精神	课后作业（10）：完成课后作业题，按照课后作业评分表（见表8-5），根据学生课后作业情况进行评价	
	增强肌力的训练技术	1.1 家国情怀 1.4 敬业精神 2.3 专业素养	材料：2020年东京奥运会夺得重冠军的中国举重运动员，在其他日常训练过程中常常使用哑铃、拉力器等器械进行增强肌力训练	通过观看中国运动员夺冠的视频，提升同学们的爱国热情，并能使其将所学理论知识更好地应用于实际中	小组讨论（5）：根据小组汇报情况，教师、学生和组内成员分别对各个小组进行评价	
	核心稳定性训练	1.4 敬业精神 2.3 专业素养	案例：脑卒中后遗症——患者肢体运动障碍	采用案例分析的方法能够有效改善脑卒中患者症状，改善患者生活。因此，同学们要熟悉核心稳定性训练的常见方法，通过患者临床表现恰当地选用恰当的康复手法，从而更好地帮助患者解除病痛	课后作业（11）：完成课后作业题，按照课后作业评分表（见表8-5），根据学生课后作业情况进行评价	

续表

课程模块	课程内容	双创要素	教学素材	教学实施建议	考核评价	备注
模块七:牵引技术	颈椎牵引	2.3 专业素养	案例:颈椎病的危害	通过讲解案例,让学生深刻地认识到颈椎病会给患者带来疼痛和不适,甚至会引起四肢功能障碍。采用案例讨论的方法,让学生讨论如何避免颈椎病的发生,以及在治疗过程中,使用牵引技术的颈椎病,以及在治疗过程中,使用牵引技术的注意事项,引导学生掌握专业知识,提升其专业素养	小组讨论(6):根据小组汇报情况,教师、学生和组内成员分别对各个小组进行评价	
	腰椎牵引	2.3 专业素养	案例:腰椎间盘突出症	采用案例分析的方法。治疗师通过采用正确的腰椎牵引方法可以有效减轻患者病痛。因此,同学们要熟悉腰椎牵引技术的常见方法,通过患者临床表现情况选用恰当的康复手法,从而更好地帮助患者解除病痛	课后作业(12):完成课后作业题(见表8-5),根据作业评分表学生课后作业情况进行评价	
	四肢关节牵引	2.3 专业素养	案例:临床常见的上、下肢骨折	采用案例分析的方法。治疗师通过采用正确的四肢关节牵引技术可以有效减轻患者病痛。因此,通过患者临床表现情况选用恰当的常见方法,从而更好地帮助患者解除病痛	课后作业(13):完成课后作业题(见表8-5),根据作业评分表学生课后作业情况进行评价	
模块八:悬吊技术	上肢悬吊训练	1.4 敬业精神 2.3 专业素养	案例:偏瘫患者上肢功能的锻炼	采用小组讨论的形式,让学生掌握利用悬吊训练来改善偏瘫患者上肢功能障碍的方法,帮助患者尽可能恢复生活自理,帮助患者再次融入家庭及社会。要在潜移默化中培养学生的敬业精神,提升其专业素养	小组讨论(7):根据小组汇报情况,教师、学生和组内成员分别对各个小组进行评价	

续表

课程模块	课程内容	双创要素	教学素材	教学实施建议	考核评价	备注
模块八：悬吊技术	下肢悬吊训练	2.3 专业素养	案例：临床常见的治疗下肢骨折	通过对常见下肢骨折案例的讲述，使同学们熟悉下肢悬吊训练的常见方法，将正确的治疗手段应用到下肢康复训练中	课后作业（14）：完成课后作业题，按照课后作业评分表（见表8-5），根据学生课后作业情况进行评价	
	躯干悬吊训练	2.3 专业素养	案例：高处跌落，胸椎骨折	采用案例分析的方法。通过讲述生活中在高处跌落导致胸椎骨折的案例，使同学们了解患者躯干悬吊训练方法，选择恰当日恢复健康，帮助患者早日恢复健康，提升其专业素养	课后作业（15）：完成课后作业题，按照课后作业评分表（见表8-5），根据学生课后作业情况进行评价	
	上肢贴扎技术	2.3 专业素养	案例：肩关节脱位，肘关节脱位	采用案例分析的方法。通过讲述日常生活中常见的因外力影响造成的关节脱位案例，介绍常见的上肢贴扎技术，使同学们在学习理论知识的过程中结合实践，选择正确的技术减轻患者病痛，提升专业素养	课后作业（16）：完成课后作业题，按照课后作业评分表（见表8-5），根据学生课后作业情况进行评价	
模块九：软组织贴扎技术	下肢贴扎技术	1.1 家国情怀 1.4 敬业精神 2.3 专业素养 3.2 拼搏精神	案例：伦敦奥运会，刘翔因跟腱受伤，单脚跳过全程	采用案例分析的方法。通过讲述伦敦奥运会比赛已放弃不得已放弃比赛的案例，将其中蕴含的家国情怀、敬业精神、拼搏精神传递给学生，使同学们认识到下肢损伤患者的重要性，在面对下肢损伤患者时，选择正确的贴扎技术促进患者康复，提升专业素养	课后作业（17）：完成课后作业题，按照课后作业评分表（见表8-5），根据学生课后作业情况进行评价	
	躯干贴扎技术	2.3 专业素养	案例：急性腰扭伤	采用案例分析的方法。治疗师可以通过采用Y形贴布贴松腰方肌，放松腰部拉伤肌肉，减轻疼痛。同学们要熟悉躯干贴扎技术的常见方法，通过患者临床表现情况恰当选用相应的康复手法，从而更好地帮助患者解除病痛	小组讨论（8）：根据小组汇报情况，教师、学生和组内成员分别对各个小组进行评价	

续表

课程模块	课程内容	双创要素	教学素材	教学实施建议	考核评价	备注
模块九：软组织贴扎技术	头面部贴扎技术	2.3 专业素养	案例：颞颌关节功能紊乱综合征，功能紊乱综合征，打哈欠时掉下巴	通过讲述颞颌关节功能紊乱综合征相关案例，将常用的头面部贴扎技术具体应对哪种情况教给学生、提升其专业素养，使患者在以后对此类患者时能够选择恰当的康复手法，利用所学知识帮助患者康复	小组讨论（9）：根据小组汇报情况，教师、学生和小组内成员分别对各个小组进行评价	
模块十：平衡与协调训练	平衡功能训练	1.1 家国情怀 1.4 敬业精神 2.3 专业素养 3.2 拼搏精神	材料：2020 年东京奥运会，女子体操平衡木比赛中国体操运动员管晨辰夺得世界冠军，还直接上演了一出袋鼠摇手表演，也被网民友笑称"全网最美袋鼠摇手"	通过讲述奥运会期间中国体操队赢得平衡木冠军的事例，将其中蕴含的家国情怀、敬业精神等传递给学生，使同学们认识到训练的重要性，当面对平衡功能障碍的患者时，要选择恰当的康复手法帮助患者恢复健康	课后作业（18）：完成课后作业题，按照课后作业评分表（见表 8－5），根据学生课后作业情况进行评价	
	协调功能训练	1.1 家国情怀 1.4 敬业精神 2.3 专业素养 3.3 协作精神	事例：中国女排曾多次拿下世界冠军，女排精神鼓舞着一代又一代的中国人，女排队员们的拼搏精神、团队协作意识、敬业精神、爱国情怀，深深地影响着我们	通过学习材料，使同学们明确以下注意事项，治疗师要明确协调功能障碍患定，干协调功能评定。训练前，训练中要注意协调训练适用于协调训练中要熟悉相应的肌力、平衡功能训练等其他训练。同学们要熟悉协调训练的常见方法，临床表现协调训练恰当的康复手法，从而更好地帮助患者解除病痛	课后作业（19）：完成课后作业题，按照课后作业评分表（见表 8－5），根据学生课后作业情况进行评价	

续表

课程模块	课程内容	双创要素	教学素材	教学实施建议	考核评价	备注
模块十一：步行相关训练	步行训练	1.1 家国情怀 2.3 专业素养 4.2 医学人文	事例：红军二万五千里长征，爬雪山过草地，到达陕北	通过讲述红军长征的革命事迹，将其中蕴含的家国情怀传递给学生，使同学们认识到步行训练对于行走障碍患者的重要性，选择给当的训练手法，凸显专业素养，帮助患者康复	课后作业（20）： 完成课后作业题，按照课后作业评分表（见表8-5），根据学生课后作业情况进行评价	
	步行能力训练	2.3 专业素养	材料：交通事故中下肢骨折患者，术后康复治疗	通过学习材料，使同学们认识到步行能力训练过程中治疗师要注意患者身旁站护，以免发生跌倒。同学们要熟悉步行能力训练的常见方法，通过患者临床表现情况选用恰当的康复手法，提升专业素养	课后作业（21）： 完成课后作业题，按照课后作业评分表（见表8-5），根据学生课后作业情况进行评价	
	常见异常步态矫治训练	2.3 专业素养 4.2 医学人文	材料：剪刀步态，足下垂步态，偏瘫步态，膝塌陷，膝过伸，臀大肌无力步态，臀中肌无力步态	通过对材料的讲解，使同学们认识到患者身边，治疗师要站在患者身边，帮助患者消除紧张情绪。同学们要熟悉患者异常步态矫治训练的常见方法，通过患者临床表现情况选用恰当的康复方法，从而更好地帮助患者解除病痛	小组讨论（10）： 根据小组汇报情况，教师、学生和组内成员分别对各个小组进行评价	

续表

课程模块	课程内容	双创要素	教学素材	教学实施建议	考核评价	备注
模块十二：神经发育技术	Bobath 技术	1.4 敬业精神 2.3 专业素养 3.2 拼搏精神	事例：电影《阿甘正传》中主人公阿甘的励志人生故事	通过对电影《阿甘正传》的讲述，将电影中主人公不畏困难、勇于拼搏等精神传递给学生，使同学们认识到选择合适的治疗方法的重要性，这对专业素养的提升和患者疾病的康复具有促进意义	小组讨论（11）：根据小组汇报情况，教师、学生和组内成员分别对各个小组进行评价	
	Rood 技术	1.4 敬业精神 2.3 专业素养 3.2 拼搏精神	事例：电影《国王的演讲》中患有严重口吃的约克公爵因变故成为英国国王，后在语言治疗师莱纳尔·罗格的治疗下，乔治六世克服障碍，在二战前发表鼓舞人心的演讲	通过对材料的讲解，使同学们认识到治疗过程中治疗师应站在患者身边，注意安全。同学们应要熟悉康复的发展方向，防止意外情况选用恰当的康复方法，提升专业素养	课后作业（22）：完成课后作业题，按照课后作业评分表（见表8-5），根据学生课后作业情况进行评价	
	Brunnstrom 技术	1.4 敬业精神 2.3 专业素养	材料：脑卒中后常见的后遗症——肢体运动功能障碍、语言不利等	通过对材料的讲解，使同学们认识到治疗过程中治疗师应站在患者身边，注意安全。同学们应要熟悉康复的常见方法，通过患者表现临床表现情况选用恰当的常见手法，从而更好地帮助患者解除病痛	课后作业（23）：完成课后作业题，按照课后作业评分表（见表8-5），根据学生课后作业情况进行评价	

续表

课程模块	课程内容	双创要素	教学素材	教学实施建议	考核评价	备注
模块十二：神经发育技术	本体神经肌肉促进技术	1.4 敬业精神 2.3 专业素养 4.2 医学人文	事例：患帕金森的名人——拳王阿里，好莱坞传奇凯瑟琳·赫本	通过案例分析，将患帕金森的名人事例讲述给学生，引导他们向他们学习帕金森患者对应的敬业精神。让学生参与到帕金森障碍的研究中，熟悉患者对应的基本能及感觉功能情况，在治疗疾病的过程中，使学生提升专业素养	课后作业（24）：完成课后作业题，按照课后作业评分表（见表8-5），根据学生课后作业情况进行评价	
	体位转移技术	2.3 专业素养	材料：脑卒中患者日常生活活动能力较差，常需要有人照顾	通过对材料的讲解，使学生认识到体位转移技术对患者日常生活活动的重要性，使其能够在日后的康复治疗过程中引导患者进行体位转移技术的训练，从而提高日常生活自理能力，减少对他人的依赖，提升学生的专业素养	课后作业（25）：完成课后作业题，按照课后作业评分表（见表8-5），根据学生课后作业情况进行评价	
模块十三：运动再学习技术	平衡功能训练	2.3 专业素养 4.2 医学人文	材料：患者的初期评估	让学生根据脑卒中急性期的案例，对患者平衡功能进行评定及训练，做到以患者为中心，全心全意地为患者提供服务，勇于奉献，团结协作，具备良好的人际沟通能力	小组讨论（12）：根据小组汇报情况，教师、学生和组内成员分别对各个小组进行评价	
	步行功能训练	2.3 专业素养 4.2 医学人文	材料：中枢神经系统损伤患者步行能力受限	通过案例分析，深入讨论，加深学生对步行能力康复训练的理解，锻炼学生与患者之间的人际交流沟通和表达能力，从而提升学生的人文素养	课后作业（26）：完成课后作业题，按照课后作业评分表（见表8-5），根据学生课后作业情况进行评价	

续表

课程模块	课程内容	双创要素	教学素材	教学实施建议	考核评价	备注
模块十三：运动再学习技术	上肢功能训练	2.3 专业素养	材料：脑卒中偏瘫患者	通过对材料的讲解，使同学们认识到治疗过程中治疗师应站在患者身边，注意安全。同学们要熟悉康复的常见方法，通过患者临床表现选用恰当的康复手法，从而更好地带助患者解除病痛	小组讨论（13）：根据小组汇报情况，教师、学生和组内成员分别对各个小组进行评价	
	口面部功能训练	4.2 医学人文	材料：中枢性面瘫的康复治疗	通过材料讲述中枢性面瘫会引起什么样的并发症及其危害。引导学生提升人文素养，掌握口面部功能训练方案，提升职业道德，使学生学会换位思考，富有爱心、同情心、耐心，并具有良好的医患沟通能力	课后作业（27）：完成课后作业题，按照课后作业评分表（见表8-5），根据学生课后作业情况进行评价	
模块十四：强制性使用技术	临床应用	1.4 敬业精神 2.3 专业素养 4.2 医学人文	事例：电影《雨人》中的角色——特指具有某种特殊才能，但日常生活不能自理的人，部分被称为"白痴天才"	通过对材料的讲解，使同学们认识到强制性使用技术应用时，治疗师要做好家属思想工作，取得家属同意，要注重与患者的沟通，体贴关爱患者，不断鼓励支持患者树立信心，帮助其克服疾病带来的暂时性困扰，通过患者临床表现熟悉选复治疗的常见方法，同学们要熟悉康复，从而更好地用恰当的康复手法帮助患者解除病痛	小组讨论（14）：根据小组汇报情况，教师、学生和组内成员分别对各个小组进行评价	

续表

课程模块	课程内容	双创要素	教学素材	教学实施建议	考核评价	备注
模块十五：心肺功能训练	心功能训练	1.4 敬业精神 2.3 专业素养	材料：冠心病患者，植入支架手术后	通过对材料的讲解，使同学们认识到康复治疗，同时对患者和家属进行宣传教育，使患者保持健康的生活方式，达到心脏康复的目标。同时使学生认识熟悉心功能训练的常见方法，培养学生的专业素养到康复治疗师责任重大，和敬业精神	课后作业（28）：完成课后作业题，按照课后作业评分表（见表8-5），根据学生课后作业情况进行评价	
	肺功能训练	1.4 敬业精神 2.3 专业素养	事例：《红楼梦》中的林黛玉患有严重的呼吸系统疾病	通过对材料的讲解，使同学们认识到康复治疗师应当选取适当的肺功能训练方法，并注重促进康复者心理康复的放松训练、宣传教育，积极进行呼吸训练，帮助患者日康复。通过患者临床表现情况选用恰当的康复手法，从而更好地帮助患者解除病痛	小组讨论（15）：根据小组汇报情况，教师、学生和组内成员分别对各个小组进行评价	
	有氧训练	1.1 家国情怀 1.4 敬业精神 2.3 专业素养 3.2 拼搏精神 3.4 竞争意识	事例：2020年东京奥运会，田径项目男子100米，中国运动员苏炳添打破亚洲纪录，创造历史	通过讨论，让学生掌握有氧训练的技巧，同时思考作为健康人和脑卒中患者的训练方案有什么不同，应注意哪些事项，增强学生对有氧训练的认识，加深学生的爱国情怀，提升其专业素养	课后作业（29）：完成课后作业题，按照课后作业评分表（见表8-5），根据学生课后作业情况进行评价	

续表

课程模块	课程内容	双创要素	教学素材	教学实施建议	考核评价	备注
模块十六：虚拟现实技术	虚拟现实的原理	2.3 专业素养	材料：虚拟现实技术原理图	通过展示虚拟现实技术原理图，讨论虚拟现实技术原理，讨论如何将虚拟实技术运用于康复治疗，培养学生的专业素养	小组讨论（16）：根据小组汇报情况，教师、学生和组内成员分别对各个小组进行评价	
	虚拟现实的临床应用	2.4 双创素质 5.4 创造精神	材料：基于虚拟现实技术的康复治疗实施方案	通过对虚拟现实技术在临床上的应用，总结其优势，并为患者设计虚拟的康复训练场景和医疗作业任务，从而培养学生的创新意识和创业精神	小组讨论（17）：根据小组汇报情况，教师、学生和组内成员分别对各个小组进行评价	
模块十七：机器人辅助康复治疗	康复机器人医学理论依据	2.3 专业素养	材料：康复机器人医学理论依据原理图	通过展示康复机器人医学理论依据原理图，讨论康复机器人对患者的日常生活活动能力有什么帮助，应怎样将高新技术融入到康复治疗中去，然后教师进行启发点拨，提高学生的专业素养	课后作业（30）：完成课后作业题，按照课后作业评分表（见表8-5），根据学生课后作业情况进行评价	
	康复机器人国内研究现状	1.1 家国情怀 5.3 工匠精神 5.4 创造精神	案例：2012年浙江省推出Flesbot康复机器人	通过案例分析，小组讨论的方法，让学生思考：在什么样的背景下才发研制的，克服了哪些困难，达到了什么样的水平，从而增强学生的民族自豪感，激发学生的创新精神和创造精神，使其学习发扬工匠精神	课堂讨论（3）：根据学生在讨论群发帖，分教师评分和学生评分（点赞数），按比例给予相应赋分	

续表

课程模块	课程内容	双创要素	教学素材	教学实施建议	考核评价	备注
	直流电的生物物理与化学作用	2.3 专业素养	材料：直流电的生物物理与化学作用	通过讲解图示、材料，让学生就电物理与化学作用作用进行小组讨论。教师启发引导，并就学生讨论的结果进行总结，培养学生的专业素养	课后作业（31）：完成课后作业题，按照课后作业评分表（见表8-5），根据学生课后作业情况进行评价	
	感应电疗法的禁忌证	1.4 敬业精神	案例：感应电疗法实施过程中因疏忽导致的医疗事故	通过案例教学，让学生分组讨论感应电疗法发生事故的原因，思考避免医疗事故发生的方法，培养学生的敬业精神和良好的职业道德	课堂讨论（4）：根据学生在讨论群发帖、分教师评分（感悟的立意）和学生评分（点赞数），按比例赋分予相应赋分	
模块十八：电疗法	功能性电刺激疗法的临床应用	2.3 专业素养 2.4 双创素质 5.4 创造精神	材料：功能性电刺激疗法对尿失禁患者的应用 问题：功能性电刺激疗法应用于尿失禁患者的原理？注意事项	通过阅读功能性电刺激疗法对尿失禁患者的应用的材料，让学生分组讨论功能性电刺激疗法应用于尿失禁患者的原理和注意事项，教师点拨引导，培养学生的专业素养、创新思维和创造精神	课后作业（32）：完成课后作业题，按照课后作业评分表（见表8-5），根据学生课后作业情况进行评价	
	高频电疗法的安全防护	1.4 敬业精神 2.3 专业素养	案例：相关医疗事故	通过课前让学生观看高频电疗法的安全防护的视频，结合案例，采用小组讨论的形式，分析医疗事故出现的原因，思考如何避免，培养学生坚守道德准则，审慎执行任务，向人民负责，向社会负责	课后作业（33）：完成课后作业题，按照课后作业评分表（见表8-5），根据学生课后作业情况进行评价	

续表

课程模块	课程内容	双创要素	教学素材	教学实施建议	考核评价	备注
模块十九：光疗法	光的本质	2.3 专业素养 2.4 双创素质 5.4 创造精神	材料：对光本质的研究历史 问题：牛顿、麦克斯韦、爱因斯坦等对光的认识的背景是如何在前人的基础上突破的	通过阅读对光的本质的研究历史相关材料，让学生分组对光的认识进行讨论：牛顿、麦克斯韦、爱因斯坦等对光的认识的背景是什么？他们是如何在前人的基础上突破的？培养学生的专业素养，攻坚克难的创造精神以及敢为人先、攻坚克难的创造精神	小组讨论（18）：根据小组汇报情况，教师、学生和组内成员分别对各个小组进行评价	
模块二十：超声波疗法	激光的临床应用	2.3 专业素质 2.4 双创素质	材料：激光在临床的应用 问题：激光应用中的原理和注意事项	通过观看激光在临床的应用的原理和注意事项，分组讨论激光在临床应用中的原理和注意事项，教师点拨引导，培养学生的专业素养，创新思维和精神	课后作业（34）：完成课后作业（见表 8－5），根据学生课后作业情况进行评价	
	超声波治疗机的研发	2.4 双创素质 3.3 协作精神	材料：超声波治疗机的研发历程 问题：团队协作在产品研发过程中的作用	通过翻转课堂，让学生课前查阅资料，了解超声波治疗机的研发历程。课中材料展示：超声波治疗机的研发历程，让学生思考认识到团队协作的重要性，从而培养学生的协作精神。通过小组讨论，激发学生发散思维，培养其创新精神	课后作业（35）：完成课后作业（见表 8－5），根据学生课后作业情况进行评价	
模块二十一：超声波疗法	超声雾化吸入疗法的临床应用	2.3 专业素养 2.4 双创素质	案例：治疗肺炎的成功案例	观看治疗肺炎的成功案例的材料，分组讨论超声雾化吸入疗法治疗肺炎的原理，教师点拨引导，培养学生的专业素养，创新思维和精神	课堂讨论（5）：根据学生在讨论群发帖、分享教师评分（感悟的立意）和学生评分（点赞数），按比例给予相应赋分	

课程模块	课程内容	双创要素	教学素材	教学实施建议	考核评价	备注
模块二十一：传导热疗法	石蜡疗法的发明	1.1 家国情怀	材料：石蜡疗法的发明	通过观看材料，增强学生的文化自信和民族自豪感，使其树立高远的理想追求并具有深沉的家国情怀，积极地投身康复治疗事业中，为医疗发展做贡献	课后作业（36）：完成课后作业题，按照课后作业评分表（见表 8-5），根据学生课后作业情况进行评价	
	湿热袋敷疗法的注意事项	1.4 敬业精神 2.3 专业素质 2.4 双创素质	材料：运用湿热袋敷疗法所导致不当相关医疗事故 问题：所导致事故的原因是什么？如何避免	教师课前布置任务，学生查阅资料，课中材料展示；运用湿热袋敷疗法所导致不当医疗事故不当导致相关医疗事故，以小组讨论方式总结归纳湿热袋敷疗法不当导致事故的原因并避免方法，教师引导学生发散思维，培养学生的创新思维和避免方法，从而不断提高自身专业素养和职业道德水平。要让学生明确原理和避免方法，培养学生的创新精神	课堂讨论（6）：根据学生在讨论群发帖，分教师评分（感悟的立意）和学生评分（点赞数），按比例给予相应赋分	
模块二十二：压力疗法	体外反搏技术	1.1 家国情怀 2.4 双创素质	材料：我国自主研发体外反搏疗法	采用翻转课堂的方式，让学生以小组为单位提前查阅资料，课中展示我国自主研发体外反搏疗法材料，增强学生的文化自信和民族自豪感，使其树立高远的理想追求并具有深沉的家国情怀，积极地投身康复治疗事业中，为医疗发展做贡献	课堂讨论（7）：根据学生在讨论群发帖，分教师评分（感悟的立意）和学生评分（点赞数），按比例给予相应赋分	
	负压疗法的注意事项	2.3 专业素质 2.4 双创素质	案例：负压疗法应用不当所导致的医疗事故 问题：负压疗法导致事故事故的原因和应对策略	课上讲解负压疗法应用不当导致的医疗事故，让学生小组讨论负压疗法导致医疗事故的原因和对策，通过头脑风暴法讨论导致医疗事故的原因，分析提出避免事故的措施，最后教师总结归纳，在培养学生专业素养的同时，激发学生的创新思维和创新精神	课后作业（37）：完成课后作业题，按照课后作业评分表（见表 8-5），根据学生课后作业情况进行评价	

续表

课程模块	课程内容	双创要素	教学素材	教学实施建议	考核评价	备注
	磁疗发展史	1.1 家国情怀	材料：我国磁石治病的历史	展示我国磁石治病的历史材料，增强学生的文化自信和民族自豪感，使其树立高远的理想追求并具有深沉的家国情怀，积极地投身康复治疗行业中，为医疗发展做贡献	小组讨论（19）：根据小组汇报情况，教师、学生组内成员分别对各个小组进行评价	
模块二十三：磁疗法	磁疗的临床应用注意事项	1.4 敬业精神 2.3 专业素养 2.4 双创素质	材料：运用磁疗法不当所导致相关医疗事故 问题：所导致事故的原因是什么？如何避免	采用翻转课堂的方法，让学生课前了解磁疗不当导致的医疗事故，并分组讨论导致事故的原因是什么，使学生明确原理和避免的方法，从而不断提高其专业素养和职业道德水平	课后作业（38）：完成课后作业题，按照课后作业评分表（见表8-5），根据学生课后作业情况进行评价	
	我国水疗发展史	1.1 家国情怀	材料：我国水疗发展史	展示我国水疗发展史相关材料，课中展示并分组讨论，培养学生的新思维和创新意识，提高学生的专业素养	课堂讨论（8）：根据学生在讨论群发帖，分教师评分（感悟的立意）和学生评分（点赞数），按比例给予相应赋分	
模块二十四：水疗法	水的治疗作用	2.3 专业素养 2.4 双创素质	材料：对水的一些误解 问题：为什么会对水产生这些误解	课前搜集对水误解的材料，课中展示并分组讨论产生误解的原因，培养学生的新思维和创新意识，提高学生的专业素养	课后作业（39）：完成课后作业题，按照课后作业评分表（见表8-5），根据学生课后作业情况进行评价	

续表

课程模块	课程内容	双创要素	教学素材	教学实施建议	考核评价	备注
模块二十五：冷疗法与冷冻疗法	我国古代的冷疗法	1.1 家国情怀 2.4 双创素质 5.4 创造精神	材料：典籍中记载的我国古代的冷疗法	通过展示典籍中记载的我国古代的冷疗法材料，增强学生的文化自信和民族自豪感，激发学生的创新创造精神，使其树立高远理想追求并具有深沉的家国情怀，积极地投身康复治疗行业中，为医疗发展做贡献	课后作业（40）： 完成课后作业题，按照课后作业评分表（见表8-5），根据学生课后作业情况进行评价	
	冷冻速度	2.3 专业素养 2.4 双创素质	材料：冷冻速度对组织的影响	阅读冷冻速度对组织的影响的材料，采用案例分析，小组讨论的方法，让学生探讨冷冻速度与组织功能的变化之间的关系，培养学生的创新思维，提高学生的专业素养	课堂讨论（9）： 根据学生在讨论群发帖，分教师评分（感悟的立意）和学生评分（点赞数），按比例给予相应赋分	
模块二十六：生物反馈疗法	反馈	2.3 专业素养 2.4 双创素质	材料：反馈的原理	观看关于反馈原理的视频，以小组的形式举出更多的反馈事例，以引导学生以讨论的方式进行学习，从而培养学生的创新思维，提高学生的专业素养	课后作业（41）： 完成课后作业题，按照课后作业评分表（见表8-5），根据学生课后作业情况进行评价	
	生物反馈疗法发展简况	2.3 专业素养 2.4 双创素质	材料：生物反馈疗法发展史	让学生阅读生物反馈疗法发展史相关材料，并让其以小组讨论的方式思考生物反馈疗法对医学的推动作用，从而培养学生的创新思维，提高学生的专业素养	小组讨论（20）： 根据小组汇报情况，教师、学生和组内成员分别对各个小组进行评价	

续表

课程模块	课程内容	双创要素	教学素材	教学实施建议	考核评价	备注
模块二十七：冲击波疗法	冲击波概念	2.3 专业素养 2.4 双创素质	材料：冲击波在医学上的应用	观看冲击波的材料，采用案例分析，小组讨论之间的方法，探讨波源运动速度与特殊波动之间的关系，同时思考冲击波治疗过程中的作用，如何将冲击波更好地应用在康复治疗中，从而培养学生的创新思维和创业意识	课堂讨论（10）： 根据学生在讨论群发帖，分教师评分（感悟的立意）和学生评分（点赞数），按比例给予相应赋分	
	冲击波能量的选择	2.3 专业素养 2.4 双创素质	材料：冲击波能量与效应、冲击波应用	观看冲击波能量与效应、冲击波应用的材料，采用案例分析方法，探讨冲击波能量与效应、冲击波应用之间的关系，熟练掌握用冲击波治疗各类疾病的方案，从而培养学生的专业素养，使其拥有能够胜任岗位职责的工作技能，从而避免医疗纠纷	课后作业（42）： 完成课后作业题，按照课后作业评分表（见表 8－5），根据学生课后作业情况进行评价	
模块二十八：非侵入脑部刺激技术	经颅直流电刺激技术的刺激强度	2.3 专业素养 2.4 双创素质	材料：经颅直流电刺激技术的刺激强度与大脑皮层兴奋性的关系	观察经颅直流电刺激技术的刺激强度与大脑皮层兴奋性的图示，探讨刺激的设定、刺激活动阈值的关系，从而培养学生的创新思维，提高学生的专业素养	课后作业（43）： 完成课后作业题，按照课后作业评分表（见表 8－5），根据学生课后作业情况进行评价	
	经颅直流电刺激技术的注意事项	1.4 敬业精神 2.3 专业素养 2.4 双创素质	材料：经颅直流电刺激技术应用临床中出现的事故 问题：发生事故的原因及对策	采用翻转课堂的方法，学生课前了解经颅直流电刺激技术导致的医疗事故，课中以小组为单位讨论不当导致事故的医疗事故是什么，如何避免，从而培养学生的创新思维，使学生明确原理和避免错误的方法，从而不断提高其专业素养和职业道德水平	小组讨论（21）： 根据小组汇报情况，教师、学生和组内成员分别对各个小组进行评价	

课程模块	课程内容	双创要素	教学素材	教学实施建议	考核评价	备注
模块二十:物理治疗中的循证医学	共性原则选择物理因子疗法	2.3 专业素养 2.4 双创素质	材料:不同物理因子的作用性质	阅读不同物理因子的作用性质的相关材料,以小组讨论的方式,思考不同物理因子有哪些共性,又有哪些不同,从而培养学生的专业素养,提高学生的创新思维,提高学生的专业素养	课后作业(44): 完成课后作业题,按照课后作业评分表(见表8-5),根据学生课后作业情况进行评价	
	循证物理治疗应用	2.3 专业素养 2.4 双创素质	案例:循证物理康复治疗在脑瘫康复治疗中的应用 问题:应用原理和注意事项	课中展示循证物理康复治疗在脑瘫康复治疗中的应用的案例,分组讨论应用原理和注意事项,教师点拨引导,从而提高学生的专业素养,培养学生的创新思维和精神	课后作业(45): 完成课后作业题,按照课后作业评分表(见表8-5),根据学生课后作业情况进行评价	

五、考核评价

根据"物理治疗学"课程"五育融合"双创教育教学实施路径中考核评价栏目规定的考核方式,过程性评价与终结性评价相结合,采用多元化考核评价方式,注重学生创新精神、创业意识和创新创业能力评价。

(一) 评价形式

具体评价形式见表8-2。

表8-2　　　　　　　　　　　　评价形式表

项目	课堂讨论	小组讨论	课后作业
数量	10	21	45
占比（%）	13	28	59

(二) 评价标准

1. 小组讨论,小组代表汇报

组内学生自评占20%,学生互评占30%;教师评价小组代表汇报情况占50%。小组代表汇报成绩作为小组成员成绩。小组讨论评分表见表8-3。

表8-3　　　　　　　　　　　　小组讨论评分表

项目	主题突出	思路清晰	价值正向	领悟深刻	备注
权重	0.25	0.3	0.25	0.2	

2. 课堂讨论

本课程过程性评价中,课堂讨论共10个,每次讨论满分100分。评分方式为:组内学生评价占20%;全体学生评价占30%;教师评价占50%。

课堂讨论评分要点见课堂讨论评分表（见表8-4），适用于所有课堂讨论。

表8-4 课堂讨论评分表

项目	逻辑分析	沟通能力	语言表达	价值正向	备注
权重	0.2	0.3	0.3	0.2	

3. 课后作业

本课程过程性评价中，课后作业共45个，课后作业根据学生完成情况由任课教师综合评定，采用百分制赋分。课后作业评分表见表8-5。

表8-5 课后作业评分表

项目	作业完成	知识掌握	知识运用	价值领悟	备注
权重	0.25	0.3	0.25	0.2	

4. 终结性评价标准

围绕"五育融合"课程创新创业教育目标，组织终结性评价，包含期中考试和期末考试两类，采取百分制计分，期中考试占比15%，期末考试占比25%，采取纸笔作答。试题形式和内容突出基础性、综合性、应用性和创新性，通过设计开放性、探究性试题以及非标准答案的试题，在考查专业知识的基础上，引导学生多角度认识问题，鼓励学生主动思考、发散思维，考查和培养学生的探究意识和独立思考、创新能力。

（三）评价结果计算

根据《山东协和学院"五育融合"大学生创新创业指数综合测评办法》，计算"五育融合"课程创新创业基础指标达成度和学生创新创业基础指标达成度。

（四）评价结果使用

教师针对达成度低的分项指标进行全面分析，从教学目标设计、教学方法使用、教学环境创设、教学活动组织、学生学情等方面撰写教学反思,优化教学设计,持续改进教学,提高课程教学质量。

围绕学生个体达成度低的分项指标进行系统分析,从学生学习态度、学习习惯、学习方式等方面分析原因,对学生进行个性化辅导,引导学生增强创新精神,树立创业意识,提高创新创业能力。

第九章

"语言治疗学"课程
"五育融合"创新创业教育教学设计

一、课程基本情况

"语言治疗学"是康复医学的组成部分，是对各种语言障碍和交流障碍进行评定、诊断、治疗和研究的学科，是康复治疗学专业的一门核心课程。本课程共 48 学时，3 学分，其中理论 32 学时，实验 16 学时。

本课程重点阐述适合我国语言特点和文化特点的评定方法，如失语症检查法、构音障碍检查法、儿童语言发育迟缓检查法等，这些方法是依据国外的先进理论结合汉语的特点而设计的。语言治疗学的教学目的主要是让学生掌握语言的发育阶段及其过程，失语症、构音障碍、吞咽障碍的评定方法和治疗技术，从而为患者的全面康复提供理论和实践基础，同时培养学生的创新能力、自学能力、综合分析能力、临床实践技能。

二、课程"五育融合"双创教育教学目标

本课程围绕康复治疗学专业人才培养目标，结合教学内容，落实"五育融合"要求，在创新创业教育方面达到以下教学目标。

（1）结合构音障碍的评估、口吃等教学内容，挖掘家国情怀、社会责任、诚信品质、敬业精神元素，培养学生坚定的中国特色社会主义信念、高度的社会责任感和职业认同感，使其具有诚信品质、钻研精神、爱岗敬业的

精神，不断提高创新创业能力。

（2）结合语言治疗学、神经影像学、电神经学等教学内容，挖掘专业知识、专业技能、专业素养和双创素质元素，使学生掌握康复医学诊疗中的必备专业知识，具有扎实的专业技能，具有良好的沟通和宣传能力，提高学生的创新创业意识，使其将个性发展和创新创业过程相结合。

（3）结合听力障碍、人工耳蜗植入术等教学内容，挖掘坚强意志、拼搏精神、协作精神、竞争意识元素，培养学生坚忍不拔的顽强意志，不惧困难、开拓创新的毅力，吃苦耐劳、拼搏进取的勇气，团队配合、相互协作的风貌和不甘落后的竞争意识。

（4）结合听力障碍常见病、失读症、失写症等教学内容，挖掘审美素养、医学人文、艺术素养、文化创意元素，培养学生自主分析问题、解决问题的能力，使其树立"以患者为中心"的理念，将生命价值与患者健康紧密结合，树立高度的社会责任感。

（5）结合电子耳蜗适应证、腭裂等教学内容，挖掘劳动精神、劳模精神、工匠精神、创造精神元素，培养学生勇于创新的时代精神、精益求精的工匠精神，激励学生一丝不苟、追求卓越，提升其创新创业精神和实践能力。

三、课程知识与"五育"中的双创要素

（一）模块一：语言治疗学概述

1. 语言治疗的发展史

语言治疗学是康复医学的重要组成部分，是对各种语言障碍和交往障碍进行评价、治疗和研究的学科。美国普遍认为本专业起源于 1925 年左右，而实际上，早在 19 世纪，许多政治歌手、牧师、演员和其他有益改善口才或者歌唱技巧的人便开始为语言或者听力障碍的人讲授课程。通过阅读材料"语言治疗学治疗技术智能化发展历程"，使学生了解语言治疗的发展历程，同时让学生分享所知道的语言治疗学先进的治疗技术，并讨论它所使用的原理，通过分享讨论，激发学生的创新意识，培养学生的创新思维。

2. 言语残疾评订

言语残疾是指由于各种原因导致的不同程度的言语障碍，经治疗一年以上不愈或病程超过两年者，其不能或难以进行正常的言语交往活动，以致影响日常生活和社会参与（3 岁以下不定残），如失语、发声障碍、口吃等。通过阅读材料"镜像神经康复虚拟现实技术的发展与应用"，让学生体会康复医学专家的创新精神，感受镜像康复虚拟技术的魅力，同时鼓励学生打开脑洞，培养学生大胆思考、勇于创新的精神品质。

（二）模块二：语言治疗学方法

语言治疗的康复途径。语言治疗的康复途径主要包括训练和指导、手法介入、辅助具、替代方式等，其中训练和指导是语言治疗的中心，其包括听觉的活用、促进语言的理解、口语表达、恢复或改善构音功能、提高言语清晰度等。指导主要包括对患者本人进行训练指导，也包括对患者家属进行指导，特别是对重症患者的家属和患儿的家长进行训练和注意事项的指导。通过阅读材料中"何玲教授研究发明了原发性构音障碍音准、口吃矫正法、气声协调训练、发音器官功能训练等一系列矫正方法以及数十项专利仪器"等内容，唤起学生的创新创业意识。

（三）模块三：与语言障碍相关的神经影像学与神经电生理学

1. 大脑语言区的功能解剖学

语言区是人类大脑皮质所特有的区域。语言区通常在一侧大脑半球上发展起来。大脑语言区主要位于大脑半球的额叶、颞叶和顶叶，依其位置和在处理语言功能中作用的不同分为不同语言中枢。理论课和实验课中引入数字人系统授课，将现代化技术代入课堂，将教师与学生的良好互动结合科学技术进行良性转换，使学生在更好地理解知识的同时感受科学技术带来的日新月异的变化，培养学生崇尚科学、探索创新的精神。

2. 与语言障碍相关的神经影像学表现

与语言障碍相关的神经影像学表现的知识点主要包括：（1）布罗卡（Broca）区损害对其远隔非损害区域的影响；（2）正常情况下被激活的皮质区受损后，患者如何保持其语言功能，从而显示组成脑功能系统的必需部位和充分部位；（3）伴随深层失读的失语症患者右半球阅读是否属于神经系统的副本；（4）语言功能恢复的机制。

通过阅读山东省精神卫生中心神经影像学研究取得重大进展这一材料中的"采用磁共振3D序列重建的方法，实现了对跟骨内侧神经及跟骨下神经这些相对终末细小周围神经的形态学显示……这是国内首次对踝关节处胫神经的细小分支磁共振形态学方面进行的研究"等内容，让学生重视影像学检查在语言障碍治疗中的作用，影像学方法可以阐释及分析刺激反馈机制中的周围神经递质改变对语言障碍的影像，从而帮学生建立科学严谨、不断创新的理念。

（四）模块四：听力障碍

1. 听力障碍的常见病因

听力障碍可为短暂性或永久性，部分性或完全的。其可累及低、中、高频音调的接收，如果听力障碍未影响语言时，患者可未察觉。声波进入外耳道经过中耳鼓膜和听小骨，然后进入内耳。听力障碍也可由外伤、感染、过敏、肿瘤、系统遗传性疾病等引起，一般多数因年龄增长引起，通常超过50岁后出现。耳垢，由飞机、升降机或是爆炸造成的鼓膜压力不均衡，慢性长期暴露于90分贝以上环境也可引起听力障碍。通过阅读"听力障碍浇不灭创业激情——聋人创业者杨瀛"这一材料，分析链霉素对听力影响的作用机制，同时感受残障人士"永不服输"的创业精神。作为康复技师我们要学好专业知识，从而为病人解除痛苦，还要学习他们勇于拼搏的精神。

2. 电子耳蜗植入术

电子耳蜗植入术是医学上使用耳蜗植入器进行的手术名称。耳蜗植入器译自英文命名cochlear implants，其他名称有仿生耳、耳蜗赝复器和电子耳蜗等。国内常用名为电子耳蜗和人工耳蜗。让学生阅读材料"妙语悦声——人工耳蜗植入术后听力言语评估与康复一体化实时跟踪平台"，此项目是浙江中医药大学学生在学业期间申请的国家级大学生创新创业项目。通过对该部分内容的讲授，培养学生的创业意识，同时鼓励学生将想法付诸实践，鼓励学生参与大学生创新创业。

3. 电子耳蜗的适应证和禁忌证

人工耳蜗是一种电子装置，由体外言语处理器将声音转换为一定编码形式的电信号，通过植入体内的电极系统直接兴奋听神经来恢复、提高及重建聋人的听觉功能。近二十多年来，随着高科技的发展，人工耳蜗进展很快，已经从实验研究进入临床应用。现在全世界都已把人工耳蜗作为治疗重度聋至全聋的常规方法。人工耳蜗是目前运用最成功的生物医学工程装置。学生阅读"昔日'柳市八大王'之一：撬动了 6 千亿元人工耳蜗市场"这一材料，此材料主要讲了"李方平创业 40 多年自主研发人工耳蜗，惠及全国 2800 万聋人"的故事。通过对该部分内容的讲授，让学生体会企业家身上的创新、挑战规则、善于学习的宝贵的品质，使其意识到作为学生要学好专业知识，磨练探究精神，将创新创业意识融入科学文化知识中。

（五）模块五：失语症

1. 失语症评定

失语症是指与语言功能有关的脑组织的病变，如脑卒中、脑外伤、脑肿瘤、脑部炎症等造成的患者对人类进行交际符号系统的理解和表达能力的损害，尤其是语音、词汇、语法等成分、语言结构和语言的内容与意义的理解和表达障碍，以及作为语言基础的语言认知过程的减退和功能的损害。失语症不包括由于意识障碍和普通的智力减退造成的语言症状，也不包括听觉、视觉、书写、发音等感觉和运动器官损害引起的语言、阅读和书写障碍。通过阅读"上海中医药大学康复医学专业本科一路到华东师范大学博士毕业的张奕雯在学校期间思考最基础的专业理论知识，然后到励志创业"的故事，告诉学生们创业灵感来源于专业，在认真学好专业知识的同时，还要怀着医者仁心的态度，思考探索解决问题的方法，并付诸实践。

2. 失语症治疗

失语症治疗原则主要有：有针对性，根据患者是否存在失语症、类型、程度来判断，以便明确治疗方向；综合训练，注重口语，如果听说读写口语和书写语言有多方面的受损，要进行综合训练，但治疗重点和目标应放在口语康复训练上；因人施法，循序渐进，要适合患者文化水平及兴趣，先易后难，由浅入深，由少到多，逐步增加刺激量；配合心理治疗方式灵活多样，当治疗取得进展时，要及时鼓励患者，使之坚定信心，当患者精神饱满时，可适当增加难度；要注重家庭指导和语言环境调整，经常给患者家属进行必要的指导，使之配合治疗，效果更佳；对有某种语言障碍的患者，要区分轻重缓急，分别治疗。通过让学生观看第六届汕头市青年创新创业大赛项目"星雨科技——AI技术赋能失语症轻量化诊疗"的现场决赛，使其感受大学生创新创业的激情，激发学生勇于向前的精神，同时让学生了解失语症治疗的科技发展，为学生创新创业提供参考。

3. 失读症

失读症还称为"诵读困难症"，是指儿童在学习阅读、朗诵、书写、发音时比同龄孩子困难得多。一般患有失读症的为3～6岁的学龄儿童。如果有失读症的儿童得不到有效的矫正或治疗，失读症的症状可能越来越严重，甚至可能持续至少年时期或更长时期。让学生观看电影《五彩缤纷》片段，此电影向全社会揭示了失读症这一群体的存在，从而唤起了全社会对其的关注。作为康复专业的学生，要感受病人的疾苦，激发内心的责任感和担当，用精湛的技艺救死扶伤，为创新创业做好铺垫。

4. 失写症

失写症是指由于脑损伤导致原有书写功能受损或丧失，以至于患者不能以书写的形式表达思想的症状。网络时代文字记录方式发生了革命性变化，键盘上的"敲字如飞"替代了一笔一画的汉字书写。同时，各种输入法越来越便捷，甚至能模糊联想和自动纠错。"失写症"正在蔓延，提笔忘字成了数字化时代无法回避且令人担忧的现象，甚至大有愈演愈烈的趋势。某研究机构的一项社会调查数据显示，在接受问卷调查的2301人中，只有38.1%的受访者每天都会写字，62.8%的受访者遭遇过提笔忘字的困扰。学生通过自身感受和阅读材料，体会数字化时代的"困扰"。"失写症"不仅仅是技术变革和患者自身不重视的结果，更与审美教育缺失、文化创新能力不足等有关。要鼓励学生重视传统文化，同时使其意识到随着时代的发展，文化也是要创新的。

（六）模块六：构音障碍

1. 运动性构音障碍的定义、分类、评估方法

构音障碍（dysarthria）通常是指由于神经系统损害导致与言语有关肌肉的麻痹或运动不协调而引起的言语障碍。患者通常听觉理解正常并能正确

选择词汇和按语法排列，而表现为发音和言语不清，重者甚至不能闭合嘴唇、完全不能讲话或丧失发声能力。围绕实现个人价值，以聋哑人自强不息为主题，让同学们讨论在当代社会构音障碍对生活的影响。要培养学生的敬业精神，使其坚定理想信念，具有社会责任感和职业规划意识。

2. 构音障碍的语言表现

构音障碍主要是发音器官有关的肌肉或者神经因为疾病而导致了言语障碍。根据损伤部位的不同，它的发音表现也不一样，比如球麻痹因为咽喉部的肌肉和声带有麻痹，所以说话往往鼻音很重、声音嘶哑而且说话比较慢，有一些发音可能不是很清晰。基底节区的病变是上运动神经元的损害，会导致口唇还有舌部的肌张力增高，甚至有可能会出现震颤导致声带不能张开，所以说话的声音是缓慢而且含糊的，音调很低，有可能会出现言语的断续或者像口吃一样重复语言，这种情况容易见于帕金森病。通过阿甘的励志人生故事，培养学生的坚强意志与拼搏精神。

3. 成人构音障碍治疗的原则、构音器官运动训练的方法

治疗前详细地评价言语障碍，可确定受损的功能，明确功能受损的水平。要认真分析这些受损功能之间的关系，依据构音障碍的严重程度、损伤部位、范围和性质，对预后做出判断，制订康复方案。治疗过程中治疗师应全程陪同，防止患者意外情况的发生，注意安全。通过学习，学生应能够根据患者的临床表现情况选用恰当的康复手法，以更好地帮助患者解除病痛，从而提高其专业技能和专业素养。

（七）模块七：腭裂

1. 腭裂的评估方法

腭裂较为常见，可单独发生，也可并发唇裂。腭裂不仅有软组织畸形，大部分腭裂患者还可伴有不同程度的骨组织缺损和畸形，在吮吸、进食及语言等生理功能障碍方面远比唇裂严重；由于颌骨生长发育障碍还常导致面中部塌陷，严重者呈碟形脸，咬合错乱（常呈反颌或开颌）。因此，腭裂畸形造成的多种生理功能障碍特别是语言功能障碍和牙错乱，对患者的日常生活、学习、工作均带来不利影响，也容易造成患者的心理障碍。通过阅读《中华实用诊断与治疗杂志》中的《腭裂语音理解度评估方法研究进展》一

文,让学生了解腭裂的评估方法,科学技术的进步在评定方法发展中的助力作用,培养学生发现问题、分析问题、解决问题的科学思维,激发其科技创新的动力。

2. 腭裂的手术治疗

腭裂最佳手术时机一直存在争议,一般认为应在患儿正式学习说话之前完成,目前比较认可的手术时间应在 8～18 个月。越早手术风险越大,对颌骨发育的影响也越大,越晚手术对语音发育越不利。让学生阅读材料"石冰教授谈谈如何评价和学习唇腭裂手术方法",在这一材料中石冰教授指出:"作为终生从事唇腭裂手术治疗的专科医者,先学习经典的手术方法,再因临床实际效果和需要改进这些方法,最后创建新的手术方法,是每个有追求的医者的必经之路。"让学生知道老一辈医学家在创新腭裂手术技术方面所做的努力,作为青年一辈要更加刻苦地钻研技术方法,以解决现有技术解决不了的问题,从而推动腭裂手术新方法或新技术的诞生。

(八)模块八:发声障碍

1. 发声障碍评估

发声障碍主要是由于声带震动特性发生改变或者声带功能出现失调,其主要临床表现形式为声音嘶哑和发音费力。功能性发声障碍发病原因较多,一般分为器质性病变和非器质性病变。通过阅读材料"长沙小伙带领'无声团队'创业,用巨幅 3D 墙绘向世界发声",让学生感受残障人士奋力拼搏的精神和毅力,以及敢想敢干的创业精神,激发学生的创新创业意识。

2. 声带振动的检查方法

声带是人类发声的主要结构,从极轻微的声嘶到完全失声,多为声带病变或其他病因使声带的正常运动发生障碍所致。发声时,两侧声带拉紧、声门裂变窄甚至几乎关闭,从气管和肺冲出的气流不断冲击声带,引起振动而发声,在喉内肌肉协调作用的支配下,使声门裂受到有规律性的控制。故声带的长短、松紧和声门裂的大小,均能影响声调高低。让学生阅读《中华医学杂志》中魏春生等的《应用动态喉镜图像处理技术定量分析声带振动功能》这一文献,使其了解声带振动功能检查的发展趋势,感受科技创新带来的医学技术发展,从而激发学生创新医学技术的意识和动力。

（九）模块九：口吃

1. 口吃的评估原则

口吃是正常的言语节律受阻断，表现为言语不自主地重复，发音的延长或停止。在学龄儿童中，患有口吃的占 1% ~ 2%，而男孩比女孩多 2 ~ 4 倍。口吃儿童约有 50% 于 5 岁前起病。1 ~ 3 岁儿童当情绪激动或处于紧张情况下，发音器官功能和词汇往往跟不上思维的速度，这时出现一时性口吃是比较常见的，而作为一种特殊症状则属于持续和固定的形式。采用情景模拟、小组讨论的方法，在讲授儿童及成人口吃理论的同时，引入英国前首相丘吉尔的故事，引导学生树立顽强意志，培养学生的拼搏精神。

2. 口吃的原因、口吃儿童父母指导以及专业流畅性技巧

在人类历史上，口吃这种现象已经出现了很长的时间，人们很早以前就开始了治疗口吃的研究。在长期的与口吃斗争的过程中，人们已经渐渐摸索出了一些相关的矫正经验。目前在国内比较流行的口吃矫正方法主要有发音法、呼吸法和心理辅导三种。通过演员罗温·艾金森的事迹，引导学生在掌握专业知识的基础上，还要有坚强的意志和拼搏的精神，并能够通过患者临床表现情况选用恰当的康复手法，以更好地帮助患者解除病痛。

（十）模块十：儿童语言发育迟缓

1. 语言发育迟缓的临床表现

语言发育迟缓分为发育性发音障碍和特殊性语言发育障碍。发育性发音障碍是指口头语言中的发音、发声及语言流畅性和节律性障碍。特殊性语言发育障碍可分为表达性语言障碍和感受性语言障碍。表达性语言障碍能理解语言但不能表达。感受性语言障碍对语言的理解和表达均受限制。课上介绍孤独症星星的孩子的案例，研讨作为康复治疗师应具备的基本素质。通过本次学习使学生明确怎样才能做好一名康复治疗师，培养其严肃负责、精益求精的精神。

2. 儿童语言发育迟缓评价目的及评价程序、内容

对语言发育迟缓儿童训练的目的是促进患儿语言发育，促进其利用语言符号与他人进行语言交流活动。为此必须根据评定结果制订系统详细的训练

程序。此时，不仅要保障其能进行语言交流，也要使其将来具有能独立进行语言学习的能力。从长远的观点出发，要将儿童的语言能力最大限度地发挥出来，不仅要提高其语言的传递功能，同时还要提高自我控制等各方面功能的发育。以名人事迹霍金的生平为切入点，分享国家政策和社区康复的前景，激励学生寻找人生价值，树立远大理想，使其增强职业荣誉感和使命感。

3. 语言能力评估

语言能力评估主要是对聋儿语言能力进行评价。评估的标准是正常幼儿在各年龄段上的语言发育指标，即语言年龄。内容包括词汇量、模仿句长、听话试图、看图说话、主题对话、语音清晰度六项，以了解小儿掌握的词汇量、语法能力、理解能力、表达能力、言语使用及发音水平能力等。本部分在内容上含有大量双创要素切入点，在材料中谈到了"创新思维"，由此从专业内容分析延伸到内涵分析，通过启发和讨论，培养学生的创新意识、正确的劳动观和规则意识。

（十一）模块十一：吞咽障碍

1. 吞咽障碍的临床诊断

吞咽障碍是指由于口腔、咽喉、食管等器官结构和（或）功能受损，不能安全有效地把食物输送到胃内的过程。广义的吞咽障碍应包含认知和精神心理等方面问题引起的行为异常而导致的吞咽和进食问题，即摄食吞咽障碍。吞咽障碍是临床常见的一种症状，多种疾病均可导致吞咽障碍，包括中枢神经系统疾病、周围神经病变、口腔病变等。引导学生必须从全人、生命全周期、社会功能、精神心理的视角看待疾病、损伤和残疾给患者带来的苦痛和折磨，只有内心切实去理解和感受患者所承受的病痛，才能给予患者更好、更细致、更人性化的帮助。

2. 吞咽障碍的治疗

电刺激就是运用低频或者中频脉冲刺激神经或肌肉以促进功能恢复的方法，其主要的适应证有：脑卒中后遗症——偏瘫，儿童脑性瘫痪，宫缩无力，多发性硬化性瘫痪，脑外伤、脊髓损伤引起的痉挛性瘫痪，帕金森病，肩关节脱位，习惯性便秘，神经源性膀胱，面神经麻痹，废用性肌萎缩，周围神经损伤导致的肌无力，各种原因引起的吞咽障碍等。通过对我国康复医学发展的介绍，让学生认识到我国目前在吞咽障碍康复治疗方面的成熟程度，感受吞咽障碍术后康复在党的领导下越来越受重视，党和政府对康复治疗事业的推进，彰显了社会主义制度的优越性。要增强学生对康复的认同，并且培养学生求真务实、追求进步的精神。

（十二）模块十二：其他原因引起的语言障碍

1. 认知功能障碍

语言是人类在社会劳动和生活过程中形成并发展起来的，它是指通过运用各种方式或符号（手势、表情、口语、文字）来表达自己的思想或与他人进行交流的能力，是一种后天获得的、人类独有的复杂的心理活动。言语障碍是指对口语、文字或手势的应用或理解的各种异常。本篇叙述由局限性脑或周围神经病变所致的言语障碍，包括构音困难和失语。要让学生了解语言障碍的发病率及危害，掌握语言障碍的临床表现以及康复过程中的评定方法和治疗方法，研究我国语言障碍的治疗措施和国外的差别在哪，同时激发学生的社会责任感，使其为我国语言障碍的康复治疗做出自己的贡献。

2. 认知功能障碍训练

老人认知障碍症状会使老人的记忆力、大脑认知能力下降，进而导致大脑功能退化，智力减退。认知障碍的评定主要依靠临床神经心理学检查，通过评定可以为诊断、治疗、疗效观察以及判断预后提供客观依据。治疗并不意味着治愈疾病，更重要的是体恤和减轻患者痛苦，提高患者生存质量。在讲述临床中的康复伦理问题时，分享爱德华·特鲁多创立结核研究室的故事，通过此材料使学生树立救死扶伤、大医精诚的医师职业道德，具有"有时去治愈，常常去帮助，总是去安慰"的人文关怀精神。

四、课程"五育融合"双创教育实施路径

"语言治疗学"课程"五育融合"双创教育教学实施路径见表9-1。

表 9 - 1　"语言治疗学"课程"五育融合"双创教育实施路径

课程模块	课程内容	双创要素	教学素材	教学实施建议	考核评价	备注
模块一：语言治疗学概述	语言治疗的发展史	2.3 专业素养 2.4 双创素质 5.4 创造精神	材料：语言治疗学治疗技术智能化发展历程	采用分组讨论的方法，让学生分享所知道的语言治疗学先进的治疗技术，并讨论它所使用的原理，通过分享讨论，激发学生的创新意识，培养学生的创新思维	小组讨论（1）：根据小组汇报情况，教师、学生和组内成员分别对各个小组进行评价	
模块二：语言治疗学方法	言语残疾评定	2.3 专业素养 2.4 双创素质	材料：镜像神经康复虚拟现实技术的发展与应用	通过阅读材料，让学生体会康复医学专家的创新精神，感受镜像康复虚拟现实技术的魅力，同时鼓励学生打开脑洞，培养学生大胆思考、勇于创新未来的发展方向。创新发明一创新品质的精神品质	小组讨论（2）：根据小组汇报情况，分别对各个小组进行评价	
	语言治疗的康复途径	2.3 专业素养 2.4 双创素质	材料：何玲：为语言障碍患者送去福音的退役女军官	通过阅读材料中"何玲教授研究发明了原发性构音障碍音准、口吃矫正法、气声协调训练、发音器官功能训练等一系列矫正方法以及数十项专利音器利仪器"等内容，唤起学生的创新创业意识。让学生分组讨论学好专业知识对创新创业的重要性	小组讨论（3）：按照小组讨论评分表，根据小组汇报及问题解答情况，由教师、学生给予评价	

续表

课程模块	课程内容	双创要素	教学素材	教学实施建议	考核评价	备注
模块三：与语言障碍相关的神经影像学与神经电生理学	大脑语言区的功能解剖学	2.3 专业素养	工具：数字人系统	通过数字人系统授课，将现代化技术代入课堂，将教师与学生转换，行良性转换，使学生在在良好互动的同时感受科学技术带来的日新月异的变化，培养学生崇尚科学，探索创新的精神	课后作业（1）：完成课后作业题，按照课后作业评分表（见表9-4），根据学生课后作业情况进行评价	
	与语言障碍相关的神经影像学表现	5.4 创造精神	材料：山东省精神卫生中心神经影像学研究取得重大进展	通过阅读"采用磁共振 3D 序列重建的方法，实现了对眼睛内侧神经及眼眶下神经这些相对终末细小周围神经的形态学显示……这是国内首次对眼眶下处骶神经的细小分支磁共振形态影像学方面进行的研究"等内容让学生重视磁共振影像，影像学方法可以阐释在语言障碍治疗中的作用，影像学检查及分析刺激反馈机制中的周围神经速质改变对语言障碍的影像，从而帮学生建立科学严谨，不断创新的理念	课后作业（2）：完成课后作业题，按照课后作业评分表（见表9-4），根据学生作业情况进行评价，重点考查学生对患者的人文关怀	
模块四：听力障碍	听力障碍的常见病因	3.2 拼搏精神	材料：听力障碍微课 不灭创业激情 聋人创业者杨灏	通过阅读材料，分析链霉素对听力影像的作用机制，同时感受残障人士"永不服输"的创业精神。作为康复技师我们要学好专业知识，从而为病人解除痛苦，还要学习他们勇于拼搏的精神	课后作业（3）：完成课后作业题，按照课后作业评分表（见表9-4），根据学生课后作业情况进行评价，重点考查学生对患者的人文关怀	

续表

课程模块	课程内容	双创要素	教学素材	教学实施建议	考核评价	备注
模块四：听力障碍	电子耳蜗植入术	5.1 劳动精神	材料：国家级大学生创新创业训练计划对接平台：妙语悦声——人工耳蜗植入术后听力言语评估与康复一体化实时跟踪平台	妙语悦声——人工耳蜗植入术后听力言语评估与康复一体化实时跟踪项目是浙江中医药大学学生在学业期间申请的国家级大学生创新创业项目。通过对该部分内容的讲授，培养学生的创业意识，同时鼓励学生将想法付诸诸实践，鼓励学生参与到大学生创新创业的队伍中来	课后作业（4）：完成课后作业题，按照课后作业评分表（见表9-4），对学生的课后作业给予评价	
	电子耳蜗植入术的适应证和禁忌证	1.4 敬业精神 3.2 拼搏精神	材料：昔日"柳市八大王"之一：耄耋通自如撬动了6千亿元人工耳蜗市场	通过阅读"李方平创业40多年自主研发人工耳蜗，惠及全国2800万聋人"的故事，让学生体会企业家身上的创新，挑战规则，善于学习内容宝贵的品质，使其意识到作为学生要学好专业知识，磨练探究死研精神，将创新创业意识融入科学文化知识中	课后作业（5）：完成课后作业题，按照课后作业评分表（见表9-4），对学生课后作业情况进行评价	
模块五：失语症	失语症评定	2.4 双创素质 5.4 创造精神	材料：投身言语康复，技术应用让患者畅通自如——90后言语博士张张变的创业故事	通过阅读"上海中医药大学师范东博士毕业的张麦变在华科一路钢到华东师范大学读士专业课变在学校期间思考最基础的专业理论知识，然后到励志创业"的故事，告诉学生们创业知识的同时，还要怀着医者仁心的态度，思考探索解决问题的方法，并付诸于实践	课后作业（6）：完成课后作业题，根据课后作业评价，对学生的课后作业给予评价、重点考查学生对失语症的定义与病因的掌握情况	
	失语症治疗	2.4 双创素质 5.4 创造精神	材料：第六届汕头市青年创新创业大赛项目：星雨科技——AI技术赋能失语症轻量化诊疗	通过让学生观看第六届汕头市青年创新创业大赛项目：星雨科技——AI技术赋能失语症轻量化诊疗的现场较决赛，使其感受大学生创新创业的激情，激发学生勇于向前的精神，同时让学生了解失语症治疗的科技发展，为学生创业提供参考	课堂讨论（1）：根据学生在讨论群发帖，分教师评分（感悟的立意）和学生评分（点赞数），按比例给予相应赋分	

续表

课程模块	课程内容	双创要素	教学素材	教学实施建议	考核评价	备注
模块五：失语症	失读症	4.2 医学人文	材料：电影《五彩缤纷》片段关注失读症接受章置	电影《五彩缤纷》向全社会揭示了失读症这一群体的存在，从而唤起全社会对其的关注。作为康复专业的学生，要感受病人的疾苦，激发内心的责任感和担当，用精湛的技艺救死扶伤，为创新创业做好铺垫	小组讨论（4）：根据小组汇报情况，教师、学生和组内成员分别对各个小组进行评价，重点考查学生在汇报时对的感悟与见解	
	失写症	1.4 敬业精神 4.2 医学人文	材料："拯救'失写症'"	某研究机构的一项社会调查数据显示，在接受问卷调查的2301人中，只有38.1%的受访者每天都会写字。学生通过自身感受和阅读材料，体会数字化时代的"困扰"。"失写症"不仅仅是技术变革所更与审美重视的结果，更与审美教育缺失、文化创新能力不足等有关。同时使意识到随着时代的发展，文化也是要创新的	课后作业（7）：完成课后作业题，根据课后作业评分表（见表9-4），对课后作业进行评分	
模块六：构音障碍	运动性构音障碍的定义、分类、评估方法	1.2 社会责任 2.3 专业素养	材料：聋哑人席东明的先进事迹	采用任务驱动、小组合作的方法，围绕实现个人价值以奋斗不息为主题，让学习小组查阅文献并讨论在当代社会音障碍对生活的影响。要培养学生的敬业精神，使其坚定理想信念，具有社会责任感和职业规划意识	课后作业（8）：完成课后作业题，按照课后作业评分表（见表9-4），根据学生课后作业情况进行评价	

续表

课程模块	课程内容	双创要素	教学素材	教学实施建议	考核评价	备注
模块六：构音障碍	构音障碍的语言表现	3.1 坚强意志 3.2 拼搏精神	电影《阿甘正传》中主人公阿甘的励志人生故事	通过让学生自主探索案例中阿甘的励志人生故事，分组分享自己的讨论结果，从而培养学生的坚强意志与拼搏精神	课后作业（9）： 完成课后作业题，按照课后作业评分表（见表9-4），根据学生课后作业情况进行评价	
	成人构音障碍治疗的原则、构音器官运动训练的方法	2.2 专业技能 2.3 专业精神	案例：构音障碍的常见后遗症	治疗过程中治疗师应全程陪诊，防止患者意外情况的发生，注意安全。同学们要熟悉康复治疗的常见方法，通过患者的临床表现情况选用恰当的康复手法，以更好地帮助患者解除病痛	小组讨论（5）： 根据小组汇报情况，教师、学生和组内成员分别对各小组进行评价	
	腭裂的评估方法	1.4 敬业精神 2.3 专业素养	文献：《腭裂语音理解度评估方法研究进展》	通过阅读《中华实用诊断与治疗杂志》中的《腭裂语音理解度评估方法研究进展》一文，让学生了解腭裂的评估方法，科学定性方法的评估作用，培养学生发现在评定方法发展中的助力作用，激发其科学思维，解决问题，分析问题的科学精神，其科技创新的动力	课后作业（10）： 完成课后作业题，按照课后作业评分表（见表9-4），根据学生课后作业情况进行评价	
模块七：腭裂	腭裂的手术治疗	2.3 专业素养 5.2 劳模精神	材料：石冰教授谈谈如何评价和学习唇腭裂手术方法	材料中石冰教授指出："作为终生从事唇腭裂手术治疗的专科医生，先学习经典的手术方法，再因临床实际效果和需要改进这些方法，最后创建新的手术方法，是每个有追求的医者的必经之路。"分组阅读这些材料使学生知道这一辈医学家在创新腭裂手术方面所做的努力，作为青年一辈要更加刻苦地钻研技术和方法，以解决现有技术解决不了的问题，从而推动腭裂手术新方法或新技术的诞生	课后作业（11）： 完成课后作业题，按照课后作业评分表（见表9-4），根据学生课后作业情况进行评价	

续表

课程模块	课程内容	双创要素	教学素材	教学实施建议	考核评价	备注
模块八：发声障碍	发声障碍评估	1.4 敬业精神 2.3 专业素养	材料：长沙小伙带领"无声团队"，用巨幅 3D 墙绘向世界发声	分组阅读讨论材料"长沙小伙带领'无声团队'，用巨幅 3D 墙绘向世界发声'，创业，让学生感受残障人士奋力拼搏的精神和毅力，以及取想敢干的创业精神，激发学生的创新创业意识	课后作业（12）： 完成课后作业题，按照课后作业评分表（见表 9-4），根据学生课后作业情况进行评价	
	声带振动的检查方法	2.3 专业素养	文献：《应用动态喉镜图像处理技术定量分析声带振动功能》	让学生阅读《中华医学杂志》中魏春生等的《应用动态喉镜图像处理技术定量分析声带振动功能》这一文献，使其了解声带振动的功能检查的发展趋势，感受科技创新带来的医学技术发展，从而激发学生创新医学技术的意识和动力	小组讨论（6）： 根据小组汇报情况，教师、学生和组内成员分别对各个小组进行评价	
模块九：口吃	口吃的评估原则	3.1 坚强意志 3.2 拼搏精神	材料：英国前首相丘吉尔的故事	采用情景模拟，小组讨论的同时，引入丘吉尔的故事，在讲授口吃的评估理论的方法，提醒学生应当学以致用，使知识应当关注儿童口吃障碍的现状，让大家关注儿童口吃障碍分体现	课后作业（13）： 完成课后作业题，按照课后作业评分表（见表 9-4），根据学生课后作业情况进行评价	
	口吃的原因、口吃儿童父母指导以及专业流畅性技巧	3.1 坚强意志 3.2 拼搏精神	材料：演员罗温·艾金森的事迹	通过演员罗温·艾金森的事迹，引导学生在掌握专业知识的基础上，还要有坚强的意志和拼搏精神，并能够通过患者的临床表现情况选用恰当的康复手法，以更好地帮助患者解除病痛	课后作业（14）： 完成课后作业题，按照课后作业评分表（见表 9-4），根据学生课后作业情况进行评价	

续表

课程模块	课程内容	双创要素	教学素材	教学实施建议	考核评价	备注
模块十：儿童语言发育迟缓	语言发育迟缓的临床表现	1.4 敬业精神 2.3 专业素养	材料：星星的孩子治疗	介绍孤独症星星的孩子案例，分组讨论作为康复治疗师应具备的基本素质，对校内学生展开问卷调查。通过本次学习活动使学生明确怎样才能做好一名康复治疗师，使其具备严肃负责、精益求精的精神	课后作业（15）：完成课后作业题，按照课后作业评分表（见表9-4），根据学生课后作业情况进行评价	
	儿童语言发育迟缓评价目的及评价程序、内容	1.4 敬业精神 2.3 专业素养	材料：霍金的事迹	以名人事迹霍金的生平为切入点，让学生分享对国家政策的感想和社区康复的前景，激励学生寻找人生价值，树立远大理想，使其增强职业荣誉感和使命感	课后作业（16）：完成课后作业题，按照课后作业评分表（见表9-4），根据学生课后作业情况进行评价	
	语言能力评估	2.3 专业素养	材料：青蒿素、中医药给全世界的礼物	在内容上含有大量双创要素切入点，在材料中谈到了"创新思维"，由此从专业内容分析延伸到创新讨论，培养学生的创新创业意识，正确的劳动观和规则意识	小组讨论（7）：根据小组汇报情况，教师、学生和组内成员分别对各个小组进行评价	
模块十一：吞咽障碍	吞咽障碍的临床诊断	1.2 社会责任 4.2 医学人文	材料：患者回归社会前的职业训练	通过材料调查的方法，引导学生必须从全人、生命全周期、社会功能，精神心理的视角看待疾病、损伤和残疾给患者带来的苦痛和折磨，只有内心切实去理解和感受患者所承受的病痛，才能给予患者更好、更细致、更人性化的帮助	小组讨论（8）：根据小组汇报情况，教师、学生和组内成员分别对各个小组进行评价	

续表

课程模块	课程内容	双创要素	教学素材	教学实施建议	考核评价	备注
模块十一：吞咽障碍	吞咽障碍的治疗	2.1 专业知识 2.2 专业技能 5.4 创造精神	材料：我国医学事业对吞咽障碍术后康复治疗的重视	通过对我国康复医学发展方面的介绍，让学生认识到我国目前在各吞咽障碍康复治疗方面的成熟程度，感受吞咽障碍术后康复治疗事业的推进，党和政府对康复治疗的优越性。要增强学生对康复的认同，并且培养学生求真务实、追求进步的精神	课后作业（17）：完成课后作业题，按照课后作业评分表（见表 9 - 4），根据学生课后作业情况进行评价	
模块十二：其他原因引起的语言障碍	认知功能障碍	2.1 专业知识 2.2 专业技能	材料：语言障碍的发病率及危害	采用查阅资料、小组讨论的方法，让学生了解语言障碍的发病率及危害，掌握语言障碍的临床表现以及研究我国语言障碍的评定方法和治疗方法，研究我国语言障碍的国内外的差别在哪，同时激发学生的社会责任感，使其为我国语言障碍的康复治疗做出自己的贡献	课后作业（18）：完成课后作业题，按照课后作业评分表（见表 9 - 4），根据学生课后作业情况进行评价	
	认知功能障碍训练	2.2 专业技能 2.3 专业素养 2.4 双创素质	材料：全科医生的人文关怀——爱德华·特鲁多	治疗并不意味着治愈疾病，更重要的是身体和减轻患者痛苦，提高患者生存质量。在讲述临床中的康复伦理问题时，分享爱德华·特鲁多创立结核研究室的故事，在学生中引发讨论，让学生分组进行观点阐述，大医精诚的医师职业道德，具有"有时去治愈、常常去帮助、总是去安慰"的人文关怀	课后作业（19）：完成课后作业题，按照课后作业评分表（见表 9 - 4），根据学生课后作业情况进行评价	

五、考核评价

根据"语言治疗学"课程"五育融合"双创教育教学实施路径中考核评价栏目规定的考核方式，过程性评价与终结性评价相结合，采用多元化考核评价方式，注重学生创新精神、创业意识和创新创业能力评价。

（一）评价形式

具体评价形式见表9－2。

表9－2　　　　　　　　　　　　评价形式表

项目	小组讨论	课后作业	课堂讨论
数量	8	19	1
占比（％）	29	68	3

（二）评价标准

1. 小组讨论，小组代表汇报

组内学生自评占20％，学生互评占30％；教师评价小组代表汇报情况占50％。小组代表汇报成绩作为小组成员成绩。小组讨论评分表见表9－3。

表9－3　　　　　　　　　　　小组讨论评分表

项目	主题突出	思路清晰	价值正向	领悟深刻	备注
权重	0.35	0.2	0.3	0.15	

2. 课后作业

本课程过程性评价中，课后作业共19个，课后作业根据学生完成情况由任课教师综合评定，采用百分制赋分。课后作业评分表见表9－4。

表 9 – 4　　　　　　　　　　　课后作业评分表

项目	作业完成	知识掌握	知识运用	价值领悟	备注
权重	0.25	0.3	0.3	0.15	

3. 课堂讨论

课堂讨论分教师评分（感悟的立意）和学生评分（点赞数），按比例给予相应赋分。

4. 终结性评价标准

围绕"五育融合"课程创新创业教育目标，组织终结性评价，包含期中考试和期末考试两类，采取百分制计分，期中考试占比15%，期末考试占比85%，采取纸笔作答。试题形式和内容突出基础性、综合性、应用性和创新性，通过设计开放性、探究性试题以及非标准答案的试题，在考查专业知识的基础上，引导学生多角度认识问题，鼓励学生主动思考、发散思维，考查和培养学生的探究意识和独立思考、创新能力。

（三）评价结果计算

根据《山东协和学院"五育融合"大学生创新创业指数综合测评办法》，计算"五育融合"课程创新创业基础指标达成度和学生创新创业基础指标达成度。

（四）评价结果使用

教师针对达成度低的分项指标进行全面分析，从教学目标设计、教学方法使用、教学环境创设、教学活动组织、学生学情等方面撰写教学反思，优化教学设计，持续改进教学，提高课程教学质量。

围绕学生个体达成度低的分项指标进行系统分析，从学生学习态度、学习习惯、学习方式等方面分析原因，对学生进行个性化辅导，引导学生增强创新精神，树立创业意识，提高创新创业能力。

第十章

"作业治疗学"课程 "五育融合"创新创业教育教学设计

一、课程基本情况

"作业治疗学"是康复治疗学的专业核心课程，是从作业治疗的角度讨论患者存在的功能障碍的基本理论、基本技能和临床思维方法的课程。本课程共 48 学时，3 学分，单列实验课 32 学时，2 学分。

通过本课程的学习，使学生们了解作业治疗的发展历史及趋势；作业治疗的目的、特点、服务对象及范畴；熟悉作业治疗的基本理论、基本概念及常用模式；掌握作业疗法的基本评定方法、评定内容；传统及现代作业治疗技术，日常生活活动分析与训练、功能康复、认知障碍康复、感觉统合等所需要的技能；矫形器、压力衣、辅助具（包括轮椅、助行器）等制作与应用技术；工作康复、环境改造及社区作业治疗应具备的能力等。力求让学生将这些知识在作业治疗临床实践中创造性并灵活地应用。

二、课程"五育融合"双创教育教学目标

本课程围绕康复治疗学专业人才培养目标，结合教学内容，落实"五育融合"要求，在创新创业教育方面达到以下教学目标。

（1）结合作业治疗学科的起源、历史、理论模型、服务方法技巧及作业治疗服务的领域和对象的作业治疗基础等教学内容，挖掘家国情怀、社会

责任、诚信品质、敬业精神元素，培养学生的社会责任感和民族认同感，以及为国为民的使命担当。

（2）结合作业治疗技术等教学内容，挖掘专业知识、专业技能、专业素养和双创素质元素，培养学生牢固掌握康复医学的必备专业知识，将理论与实际相结合，使学生具备扎实的专业技能，提高学生的创新创业意识。

（3）结合生产性、体育治疗性作业活动等教学内容，挖掘坚强意志、拼搏精神、协作精神、竞争意识等元素，培养学生顽强拼搏、团结协作的意志和精神。

（4）结合手工艺、艺术治疗性作业活动等教学内容，挖掘审美素养、医学人文、艺术素养、文化创意等元素，激发学生的创新灵感和创造活力，让学生树立"以患者为中心"的理念。

（5）结合常见疾病的作业治疗等教学内容，挖掘劳动精神、劳模精神、工匠精神、创造精神等元素，提升学生的创新创业精神和实践能力。

三、课程知识与"五育"中的双创要素

（一）模块一：作业治疗基础

1. 我国作业治疗学发展进程

作业治疗可以追溯到古希腊时期。现代作业治疗作为一门专业学科起源于美国。我国作业治疗起步较晚，随着 20 世纪 80 年代康复医学的引进才开始引入作业治疗的概念。在作业治疗学智能化的发展历程中，康复治疗师用不断创新的方式进行一次次试验和突破。要在学习过程中引导学生思考我国作业治疗的发展现状、作业治疗临床服务中存在的不足以及未来努力的方向等问题，鼓励学生立志为作业治疗的发展做贡献，为国人享有高质量的康复服务做出个人应尽的努力，培养学生的家国情怀以及社会责任担当。

2. 作业与人生、生活、健康、环境和处境、文化素质的关系

作业是人的属性，人类的生活主要由作业活动构成，作业活动是生活的重要组成部分。人类的生活离不开每时每刻的作业活动，所以自古以来作业与人类生活密不可分。人类不同年龄、不同人生阶段的作业在人生过程中有

不同的演变和作业取向。在学习过程中，让学生加深对作业与人生、生活、健康、环境和处境、文化素质的关系的重要性的认识，增强学生对专业知识的深刻理解和掌握，提升其专业素养和工匠精神。

3. 作业治疗在康复团队中的角色

康复依赖众多专业团队的合作，作业治疗是其中之一。康复团队中包括作业治疗、物理治疗、语言治疗、心理咨询、假肢矫形、社会工作、康复护理等，各有其专长。而作业治疗的专长在于以"全人"的观念，不单纯考虑疾病，而着重考虑疾病造成患者在日常生活中的困难和障碍及适应生活环境的整体表现。在学习过程中，让学生树立"以人为中心"的康复理念，培养学生从患者的角度出发思考问题，提升其人文精神。

4. 作业治疗模式、作业治疗实施过程以及临床推理

作业治疗的临床思维主要包括科学性思维、叙述性思维、务实性思维和道德伦理性思维。要在作业治疗模式、作业治疗实施过程以及临床推理教学中让学生具备治疗师所必须具备的爱心、耐心、细心、责任心。在患者治疗决策过程中要充分尊重患者的意愿以及现有的科学证据，鼓励患者参与康复方案的选择，做到医患共同决策，为患者寻求最佳的干预措施，践行以患者为中心全方位的人文关怀和始终坚持帮助患者重建生活的作业治疗核心理念，提升创新精神和创业意识。

（二）模块二：作业治疗评定

1. 作业评定策略和范畴

作业治疗师关注患者从事一项特定作业活动或有目的性活动的表现，即作业表现，它是个人、环境和活动三者之间动态的互动关系的结果。对于作业表现的评定，作业治疗架构支持从上往下的评定。在制定相应的康复策略时，学生应具备良好的职业形象，富有爱心、耐心、同情心和责任心以及良好的医患沟通能力和团队协作精神。

2. 作业治疗评定方法的选择

作业治疗评定可以采用访谈、观察、测量等方法，各种方法都有其优缺点。访谈法：通过面谈或问卷的形式，了解患者的作业表现、习惯、兴趣爱好、生活方式、以往的作业活动、角色等。这种方法较观察法和测量法更为

主观，且比较安全。对于一些比较隐私、不便于观察或测量的项目，可以通过询问来获取信息，如评定患者洗澡的独立程度时。运用观察法时，如果遇到比较隐私、不便于观察或测量的项目，要引导学生保护患者的隐私，根据患者不同的作业表现选取相对应的正确的评定方式。要求学生具备相应的专业知识及专业技能，在临床中可以选择出最有效的评定方法为病人进行评定治疗。

3. 作业治疗访谈

作业治疗过程中常通过对患者进行访谈的形式了解和获取更多的信息。访谈是一种常用的评定手段。作业治疗中常用的访谈方法有动机式访谈和重建生活为本的访谈。在学习中让学生提升访谈技巧，充分把握和患者交流沟通时的语言技巧，学习行业前辈为推动作业治疗专业发展的工匠精神。

4. 人—环境—作业（PEO）模式下的作业评定

人—环境—作业模式是强调在实践过程中环境也是关键因素的作业治疗理论模式。其阐述了作业表现是人和环境、作业之间相互作用的结果，并且三者之间呈动态变化。人的完整性包括身体、认知、精神、情感等方面；环境是与我们生活相关的背景，包括物理环境、社会环境、文化环境以及公共体系；而作业则是我们日常生活中所做的一切事情。PEO 模式常用于指导作业治疗的临床思维，将分别呈二维关系的人、环境、作业放在同一平面，而时间则作为纵轴，其能够立体而全面地思考患者可能存在的问题以及需要的治疗。PEO 模式指导作业治疗师考虑个人、环境以及作业之间恰当的互动，以便增强和加大完成有意义、有目的的作业活动的安全性和舒适性。作业治疗师可按照 PEO 模式的专业指引，根据具体情况，制订一套科学、有效的作业治疗过程，配合每一阶段的需要而设计合适的作业活动，配合心灵、情感、身体结构及认知能力多方面的需要，募集各种资源，帮助患者重新学习和建立新生活、训练新的能力，促进其作业表现的表达。通过对 PEO 模式相关内容的讲授，让学生树立病人的整体健康观念，并使其能提供以康复为核心的医疗服务。要实现价值引领，增强学生对专业的兴趣及认同感，培养学生的专业素养。

（三）模块三：常用作业治疗技术

1. 日常活动训练（穿脱上衣）

穿/脱上衣基本要求：患者坐在有靠背的椅子或轮椅上，有自身平衡能力的患者可以坐在床边完成。在穿衣训练前，治疗师应分析与评定患者的动态坐位平衡和认知功能。在学生练习穿脱衣的过程中，一方面训练学生临床诊疗技能的实际操作能力，提高学生的专业技能；另一方面引导学生创新设计患者的病号服，培养学生的创造意识、审美意识和审美情趣，进而提升学生的审美素养。

2. 体育活动

体育活动主要包括健身类、竞技类和娱乐类活动。用体育活动进行治疗的方法称为体育运动疗法，又称适应性体育或康复体育。常用于康复训练的体育活动有太极、八段锦、五禽戏、篮球、足球、排球、乒乓球、台球、骑马、射击、飞镖、游泳、体育舞蹈等。通过病例的讲解，介绍相关知识，同时使学生认识到作为康复治疗师的责任重大，让大医精诚的原则深入学生内心，培养学生的专业素养和团队协作精神。

3. 手工艺活动（剪纸）

我国的民间手工艺制作种类相当丰富，常用的有编织、织染、刺绣、剪纸、折纸、布艺、粘贴画、插花、雕刻等，本节仅对剪纸、泥塑、插花制作进行介绍。在了解民间手工艺品的种类、历史等知识的同时，培养学生的艺术素养、审美素养、文化创意。

4. 艺术活动（舞蹈肢体艺术）

舞蹈是一种表演艺术，使用身体来完成各种优雅或高难度的动作，一般伴随音乐进行有节奏的艺术表演。舞蹈有技艺性、观赏性和趣味性强的特点。舞蹈种类多样，动作难度不一，所需要工具简单，易于在治疗室内开展，可进行平衡性训练、协调性训练。通过残疾人就业的图片，展示残疾人就业存在的困难，激发学生立足专业的双创能力。

5. 感觉统合治疗

感觉统合治疗（sensory integration therapy，SIT）是一种改善大脑感觉加工能力的治疗方法。治疗人员基于感觉统合理论，为感觉统合失调儿童组织有意义的治疗活动，使其在获得所需要的感觉信息后做出适当的反应。在学习感统疗法的时候，让学生了解到感统失调患儿的痛苦和功能障碍，培养学生康复治疗师应有的担当和坚持，用正确的道德观念和精神追求引导学生，使其意识到作为康复治疗师身上所担当的社会责任。

6. 认知与感知障碍康复

认知泛指个人接收及利用外界信息，从而适应外来环境要求的基本能力。认知康复则是通过有目的的活动、教导、辅助技巧及器材以及环境配合，协助脑损伤患者重获所需的认知能力。在学习过程中，让学生做到敬业、诚信、友善，使其将来成为一名优秀的医务工作者。

7. 压力治疗

压力治疗又称加压疗法，是指通过对人体体表施加适当的压力，以预防或抑制皮肤瘢痕增生，防止肢体肿胀的治疗方法。在学习过程中，介绍国家发展和社会稳定给医疗康复事业带来的改变。例如，烧伤康复能够减轻患者的后遗症，提高其日常生活能力，使其能够回归家庭、回归社会，这得益于国家经济的繁荣和人们生活的稳定。对比阿富汗、利比亚、伊拉克、叙利亚的战火，使同学们真切感受到国家荣辱与人民生活是分不开的。引导学生爱自己的骨肉同胞，把家与国的关系看成一个整体，把个人命运与国家命运紧密相连，培养学生的爱国情怀。

8. 人与辅助技术适配模式

辅助技术是康复治疗的重要内容之一，在全面康复中发挥着越来越重要的作用。对于一些不可逆的损伤，辅助技术可提高对象的行动能力，促进其参与社会和重返社会。在学习过程中，引导学生遵循以病患为中心的治疗原则，在建立有效沟通的前提下，尊重由于个体差异、文化信仰、习俗的不同给服务对象的康复所带来的影响，倡导结合病患兴趣、病患本人或家属的意愿确定治疗方案，帮助病患重返家庭、社会，从而培养学生的双创素质。

9. 四肢瘫痪患者常用的自助具

四肢瘫痪是指双侧上下肢的瘫痪。大脑、脑干、颈髓的双侧锥体束、脊髓的灰质神经根和周围神经病变，神经肌肉传导障碍及肌肉疾病都可引起四肢瘫痪。四肢瘫痪的患者常用的辅具有自助进食机、转移板等。通过学习四肢瘫患者的病症，让学生了解患者所承受的痛苦，给予患者更好、更细致、更人性化的帮助，同时让学生开动脑筋，思考如何为患者设计创新型自助具，培养学生的社会责任、双创能力。

10. 穿袜自助具

自动穿袜器是来自瑞士伯尔尼的发明家瓦尔特为老年人或者行动不便者设计的一款穿袜子的机器。在学习辅具时，鼓励学生自行设计辅具，让学生开动脑筋，思考如何为患者设计创新型自助具，从而培养学生的创新思维，提升其创造精神和双创素质。

11. 脊柱矫形器的应用

脊柱矫形器主要用于限制脊柱运动，辅助稳定病变关节，减轻局部疼痛，减少椎体承重，促进病变愈合；支持麻痹的脊柱肌肉。康复专业的基本原则是能保守治疗则不开刀治疗（一般脊柱侧凸角度大于 45 度，建议手术治疗）。这就需要医务工作者具备专业技能和敬业精神，在工作中一直保持这种精神，才能够更好地为患者服务，实现自己的人生价值，得到社会的肯定。

（四）模块四：常见疾病的作业治疗

1. 脑损伤作业治疗

临床上常见的脑损伤有脑卒中、颅脑外伤、脑炎、缺血缺氧性脑病、脑性瘫痪等脑部疾病或损伤造成的局灶或弥漫性脑组织受损。在学习过程中，让学生了解到脑损伤患者的病症，培养学生的社会关怀精神，厚植学生的悲悯心，使其具有"为公众健康而努力"的责任感与使命感，提高其专业素养。组织学生分组讨论，激发其工匠精神。

2. 脊髓损伤作业治疗

脊髓损伤是脊柱损伤最严重的并发症，往往导致损伤节段以下肢体严重的功能障碍。脊髓损伤不仅会给患者本人带来身体和心理上的严重伤害，还会给整个社会造成巨大的经济负担。由于脊髓损伤会导致社会经济损失，因此针对脊髓损伤的预防、治疗和康复的研究已成为当今医学界的一大课题。因此，要在学习过程中让学生能够遵循以病患为中心的治疗原则，在建立有效沟通的前提下，尊重由于个体差异、文化信仰、习俗的不同给服务对象的康复所带来的影响，倡导结合病患兴趣、病患本人或家属的意愿确定治疗方案，帮助病患能够重返家庭、社会。培养学生的专业素养。

3. 骨折的作业治疗

骨折是指骨结构的连续性完全或部分断裂。本病多见于儿童及老年人，中青年人也时有发生。病人常为一个部位骨折，少数为多发性骨折。经及时恰当处理，多数病人能恢复原来的功能，少数病人可能有不同程度的后遗症。因此，需要学生掌握熟练的专业技能，在骨折发生时给予及时的治疗。培养学生能够正确评估的能力，使其具有循证医学基本技能，拥有胜任岗位职责的相关工作技能，避免医疗纠纷。在学好专业知识的同时，要让学生树立规则意识，严守康复治疗技术操作规范。

四、课程"五育融合"双创教育教学实施路径

"作业治疗学"课程"五育融合"双创教育教学实施路径见表 10 – 1。

表 10 - 1　"作业治疗"课程"五育融合"双创教育教学实施路径

课程模块	课程内容	双创要素	教学素材	教学实施建议	考核评价	备注
模块一：作业治疗基础	我国作业治疗学发展进程	1.1 家国情怀 1.2 社会责任	案例：2008 年汶川地震后伤者的康复治疗 康复专家励建安教授的访谈	1. 通过案例，融入国家和政府在汶川地震灾后重建过程以及灾后重建过程中推动康复发展的举措。展现中华民族自古以来就是一个创新型的民族，增强学生的文化自信和民族自豪感。 2. 通过励建安教授发展现状，引导学生思考我国作业治疗发展现状，作业治疗临床服务中存在的不足以及未来努力的方向。要让学生树立高远的理想追求并具有深沉的家国情怀，积极地投身康复服务做出个人应尽的努力	小组讨论（1）：根据小组汇报情况，教师、学生和组内成员分别对各个小组进行评价，重点考查学生在汇报时对家国情怀的认知与了解	
	作业与人生、生活、健康、环境和处境、文化素质的关系	2.3 专业素养 5.3 工匠精神	案例：桑兰，1998 年在第四届美国友好运动会上练习跳马时出现意外，造成颈椎骨折，胸部以下高位截瘫。通过康复治疗，她拥有了美好幸福的生活	通过案例，组织学生展开讨论，使其加深对作业与人生、生活、健康、环境和处境、文化素质的重要性的认识，增强学生对专业知识的深刻理解和掌握，提升其专业素养及工匠精神	课后作业（1）：就课程内容进行 500 字论述，按照课后作业评分细则评分，重点考查学生对作业治疗学的专业素养及工匠精神的感悟	

续表

课程模块	课程内容	双创要素	教学素材	教学实施建议	考核评价	备注
模块一：作业治疗基础	作业治疗在康复团队中的角色	2.4 双创素质 4.2 医学人文	案例：脑卒中患者的初期评估 问题：如何做一名优秀的作业治疗师	1. 采用案例分析、情景模拟的方法。学生根据脑卒中急性期的案例，进行角色扮演。让学生以患者为中心、全心全意为患者服务，勇于奉献、要具有良好的人际互动和交流沟通能力等，团结协作，要具有良好的职业道德素养。2. 通过分组讨论，回答如何做一名优秀的作业治疗师这一问题，从而强化其职业道德、创业意识和创新精神	小组讨论（2）：根据小组汇报情况，教师、学生和组内成员分别对各个学生进行评价，重点考查学生的人文精神和双创能力	
	作业治疗模式、作业治疗实施过程以及临床推理	5.4 创造精神	问题：周围神经损伤患者的常见康复问题	问题：周围神经损伤活动对患者发生的本质是什么？怎样作业活动对患者会带来怎样的效益及风险？对患者来说，相关服务过以上三个问题的思考，使学生认识到在专业服务过程中具备务实精神和严谨的工作作风，提升创新创业精神和敬业精神	课后作业（2）："学习通"中设置观察、关于创新思想，重点考查学生为满足患者需求而不断创新的精神	
模块二：作业治疗评定	作业评定策略和范畴	3.3 协作精神	案例：中国康复研究中心的作业评估会议	采用案例分析的方法，让学生分角色完成项目任务。演示作业具有高尚的医德医风，使其对待病人热情周到，具备良好职业形象，富有爱心、同情心，耐心，责任心和责任心以及良好的医患沟通能力。激发学生的团结协作精神	课后作业（3）：根据课后作业评分表（见表10-5），对学生的课后作业评定，重点考查学生对作业评定策略和范畴的认知和理解以及团队协作精神	

续表

课程模块	课程内容	双创要素	教学素材	教学实施建议	考核评价	备注
模块二：作业治疗评定	作业治疗评定方法的选择	2.2 专业技能	问题：手外伤患者的作业评定方法比较选择。1. 如果遇到比较隐私，不便于观察或测量的项目，一定要观察吗？2. 该如何进行有效沟通	运用观察法时，如果遇到比较隐私，不便于观察或测量的项目，以病患为中心。要进行有效沟通，向患者及家属讲清楚作业评定的重要性及意义，取得患者的配合，提升康复治疗效果，避免发生医疗纠纷。职业道德及法治治意识	课堂讨论（1）：采用翻转课堂，学生以小组撰写讨论报告，根据课堂学习成果，小组撰写讨论报告，根据课堂评分表（见表10-4）进行评分，重点考查学生对作业治疗的选择的准确性方法的掌握情况	
	作业治疗访谈	5.3 工匠精神	案例：香港职业学院梁国辉作业访谈	采用案例分析、小组讨论、情景模拟的方法，通过学习梁国辉教授的工匠精神，益求精的执着专注，一丝不苟、追求卓越的技能人才的工匠精神激励自己，提升其创新创造能力	小组讨论（3）：根据学生在讨论群发帖、分教师评价和给予相应赋分（点赞数）按比例给予学生评分，重点考查学生精益求精的工匠精神	
	PEO模式下的作业评定	2.3 专业素养	案例：脑卒中恢复期的作业治疗	采用案例分析、小组讨论、情景模拟的方法进行教学。作业治疗师可按照PEO模式的专业指引，根据其具体情况，制定一套科学、有效的作业活动，配合每一阶段的需要设计合适的作业活动，配合心灵、情感、身体结构及认知能力多方面的需要，集合各种资源，帮助患者重新学习和建立新的能力，训练其创新的能力。提升其专业知识的理解和掌握程度，提升其专业素养	课后作业（4）：根据课后作业评分表（见作业10-5），对学生按照PEO模式给予评价，重点考查学生按照PEO模式的专业引导制定的科学、有效的作业康复方案	

199

续表

课程模块	课程内容	双创要素	教学素材	教学实施建议	考核评价	备注
模块三：常用作业治疗技术	日常活动训练（穿脱上衣）	2.2 专业技能 4.1 审美素养	案例：各类功能障碍患者穿脱上衣 问题：如何设计穿脱上衣创新实用型产品	采用角色扮演、小组讨论的方法，让学生两人一组，每组扮演一名康复治疗师，另一名同学扮演康复治疗师穿脱上衣的过程中，一方面训练学生的实际操作能力，提高学生的专业技能；另一方面培养学生的创造意识、审美意识和审美情趣，进而提升学生审美设计穿脱上衣创新型产品，激发其创新精神	课后作业（5）：根据课后作业评分表（见表10-5），对学生的课后作业给予评价，重点考查学生日常活动训练（穿脱上衣）的相关内容	
	体育活动	2.3 专业素养 3.3 协作精神	案例：作业治疗师进行治疗性作业活动时，患者二次脑梗死	采用案例分析、小组讨论的方法，教师展示一个病例，由于患者长期卧床导致下肢深静脉血通的病例，由于康复治疗师未子康复医师发现患者的下肢异常，在让患者进行娱乐活动时，患者下肢用力过大，导致二次脑梗死。通过病例的讲解，介绍相关知识，同时使学生认识到作为康复治疗师的责任重大，让大医精诚的原则深入学生内心，培养学生的专业素养和团队协作精神	课后作业（6）：学生论述作业治疗师如何设计体育活动。按照课后作业评分表（见表10-5），由教师考查学生的专业素养和团队协作精神	
	手工工艺活动（剪纸）	4.1 审美素养 4.3 艺术素养 4.4 文化创意	案例：无臂剪纸艺术家	观看无臂剪纸艺术家的视频，让同学们讨论分析剪纸的基本技巧，活动的调整及注意事项。同时通过剪纸艺术培养学生的审美素养、艺术素养、文化创意	作品设计（1）：让学生设计手工艺活动作品（见表10-6），根据作品设计评价（见表10-6），进行评价	

续表

课程模块	课程内容	双创要素	教学素材	教学实施建议	考核评价	备注
模块三：常用作业治疗技术	艺术活动（舞蹈体艺术）	3.1 坚强意志	案例：地震女孩廖智的康复故事问题：如何帮助残疾人就业	通过案例教学法向学生展示舞蹈体艺术的作业活动的调整及注意事项，培养学生的专业素养。通过残疾人就业的图片，展示残疾人就业存在的困难，激发学生立足专业创造的双创能力	课后作业（7）：500字论述作业治疗师如何设计艺术活动（舞蹈体艺术）。按照课后作业评分表（见表10-5），由教师评分，重点考查学生的双创能力	
	感觉统合治疗	1.2 社会责任	案例：感觉统合障碍的康复	观看感觉障碍的康复视频片段，通过主人公的事例让同学们真切感受到残疾儿童生活不能自理，心理及社会的功能障碍，培养学生康复治疗师应有的担当和坚持，使其意识到作为康复治疗师身上所担当的社会责任	课堂讨论（2）：结合所学感觉统合治疗相关知识，完成学习和讨论，重点考查学生的社会责任意识	
	认知与感知障碍康复	1.4 敬业精神	案例：颅脑外伤的认知康复	采用案例分析的方法，小组讨论的方式，深入探讨，融会贯通。通过讨论，加深学生对颅脑外伤的认知功能康复的理解，让学生做到敬业、诚信、友善，将来成为一名优秀的医务工作者	课堂讨论（3）：结合所学认知与感知障碍康复相关知识，完成学习的敬业精神	
	压力治疗	1.1 家国情怀	案例：烧伤患者的康复	采用案例分析的方式，介绍国家发展和社会稳定给医疗康复事业带来的改变。例如，烧伤康复能够减轻烧伤患者的后遗症，提高其日常生活能力，使其能够回归家庭、回归社会。这得力于国家经济的繁荣和人们生活的稳定。对比阿富汗、利比亚、伊拉克、叙利亚等国家荣辱与战火，使同学们真切感受到国家荣辱与人民生活是分不开的，培养学生的爱国精神	课后作业（8）：500字论述作业治疗师如何设计压力治疗方案。按照课后作业评分表（见表10-5），由教师评分，重点考查学生的家国情怀	

201

续表

课程模块	课程内容	双创要素	教学素材	教学实施建议	考核评价	备注
模块三：常用作业治疗技术	人与辅助技术适配模式	2.4 双创素质	案例：下肢股骨颈骨折急性期	采用案例分析、项目教学法。下肢股骨颈骨折急性期的患者，需配备腋拐一副，治疗师建议用价格3000元的经济型腋拐，但家属因外观不好看，打算选择价格稍贵的腋拐。作为作业康复师该如何做呢？引导学生遵循以病患为中心的治疗原则，在建立有效沟通的前提下，尊重对象个体差异，文化信仰，习俗的不同给患者，业务对象本人或家属带来的影响，倡导结合患者兴趣，帮助病患患者能够重返家庭，社会	课后作业（9）：500字论述人与辅助技术适配模式。按照课后作业评分表（见表10-5），由教师评分，重点考查学生的双创素质	
	四肢瘫痪患者常用的自助具	1.2 社会责任 2.4 双创素质	案例：香港职业学院梁国辉教授讲座：患者用口棒自助具写字，绘画	采用小组讨论、情景模拟的方法。同学分组用口写字，去体验患者所承受的病痛，这样才能给予患者更好、更人性化的帮助。开动大脑，思考如何为患者设计创新型自助具，从而培养学生的社会责任和双创能力	课堂讨论（4）：结合所学常用的自助具相关知识，完成"学习之通"讨论，重点考查学生的社会责任和双创能力	
	穿袜自助具	5.4 创造精神	案例：下肢骨折的老年患者，穿脱鞋袜困难	采用任务驱动、小组合作的方法。下肢骨折的老年患者穿袜困难。引导学生利用废弃衣架或者硬纸板设计一次性穿袜器。既培养学生的同理心，又培养学生的创新意识	课堂讨论（5）：结合所学穿袜自助具相关知识，完成"学习之通"讨论，重点考查学生的创新精神	

课程模块	课程内容	双创要素	教学素材	教学实施建议	考核评价	备注
模块三：常见疾病的作业治疗技术	脊柱矫形器的应用	1.4 敬业精神 2.2 专业技能	案例：初步诊断一名女孩向左严重凸，位置向左侧凸角度达46度 胸椎12胸椎严重侧凸角度达46度	采用案例分析，小组讨论的方法。患者虽然年龄较大，度数较大，但其骨骺仍然有一定的韧性，可以尝试矫形器治疗。在征求家属的意见之后，开始设计制作支具，建议手术治疗。若患者初来就诊时所拿CT影像学检查结果显示有手术治疗的指征，但是进一步专业检查结果有足够的职业信仰。在职业生活中一直保持这种精神，才能够更好地为患者服务	课后作业（10）：500字论述脊柱矫形器的应用。按照课后10～5，由教师评分，重点考查学生的专业技能（见表10-5）	
模块四：常见疾病的作业治疗	脑损伤作业治疗	5.3 工匠精神	案例：脑出血急性期的作业治疗	采用案例分析，情景模拟的教学方法。学生分组模拟患者与治疗师，运用各种不同的活动设计，指导患者急性期治疗。培养学生的社会关怀精神，厚植学生的悲悯心，使其具有"为公众健康而努力"的责任感与使命感，提高其工匠精神	课堂讨论（6）：结合所学脊髓损伤作业治疗相关知识，完成课后"学习通"讨论，重点考查学生的工匠精神	
	脊髓损伤作业治疗	2.3 专业素养	问题：截瘫患者的生活困难有哪些方面？如何重建患者的生活方式	通过案例分析，项目教学方法开展学习。问题一：截瘫患者的生活困难有哪些方面？问题二：如何重建患者的生活方式？遵循以病患为中心的治疗原则，在建立文化信仰、通的前提下，尊重由于个体差异，习俗的不同结合服务对象的康复所带来的影响，倡导结合病患兴趣、病患本人或家属的愿望确定治疗方案，帮助病患能够重返家庭、社会。培养学生的专业素养	课后作业（11）：800字概括脊髓损伤作业治疗，论述脊髓损伤作业评分表（见表10-5），由教师评分，重点考查学生作为作业治疗师的专业素养	

续表

课程模块	课程内容	双创要素	教学素材	教学实施建议	考核评价	备注
模块四：常见疾病的作业治疗	骨折的作业治疗	2.3 专业素养	案例：患者，男，46岁。肘关节屈曲受限3周入院。初步诊断为：（1）肱骨外上髁骨折术后。（2）肘关节功能障碍	案例分析：责任治疗师甲在行关节松动术过程中，患者述"治疗力度大小，要求加大治疗力度"，后患者自行要求治疗师乙给予治疗，乙在没有详细掌握患者病情也没有通知甲及患者的关节松动术"度的情况下，对患者行"较大力度的关节松动术"。治疗时患者感觉"剧烈疼痛"，治疗后肘部疼痛明显，并逐渐出现红肿症状，摄片示"再发骨折"。培养学生能够正确评估的能力，使其具有循证医学基本技能，拥有胜任任岗位职责的相关工作技能，避免医疗纠纷	课堂讨论（7）：结合所学骨折的作业治疗相关知识，完成"学习通"讨论，重点考查学生的专业素养	

五、考核评价

根据"作业治疗学"课程"五育融合"双创教育教学实施路径中考核评价栏目规定的考核方式，过程性评价与终结性评价相结合，采用多元化考核评价方式，注重学生创新精神、创业意识和创新创业能力评价。

（一）评价形式

具体评价形式见表 10 - 2。

表 10 - 2　　　　　　　　　　评价形式表

项目	小组讨论	课堂讨论	课后作业	作品设计
数量	3	7	11	1
占比（%）	14	32	50	4

（二）评价标准

1. 小组讨论，小组代表汇报

组内学生自评占 20%，学生互评占 30%；教师评价小组代表汇报情况占 50%。小组代表汇报成绩作为小组成员成绩。小组讨论评分表见表 10 - 3。

表 10 - 3　　　　　　　　　　小组讨论评分表

项目	主题突出	思路清晰	价值正向	领悟深刻	备注
权重	0.25	0.3	0.25	0.2	

2. 课堂讨论

本课程过程性评价中，课堂讨论共 7 个，每次讨论满分 100 分。评分方式为：组内学生评价占 20%；全体学生评价占 30%；教师评价占 50%。课堂讨论评分要点见课堂讨论评分表（见表 10 - 4），适用于所有课堂讨论。

表 10 – 4 课堂讨论评分表

项目	逻辑分析	沟通能力	语言表达	价值正向	备注
权重	0.2	0.3	0.3	0.2	

3. 课后作业

本课程过程性评价中，课后作业共 11 个，课后作业根据学生完成情况由任课教师综合评定，采用百分制赋分。课后作业评分表见表 10 – 5。

表 10 – 5 课后作业评分表

项目	作业完成	知识掌握	知识运用	价值领悟	备注
权重	0.25	0.3	0.25	0.2	

4. 作品设计

本课程过程性评价中，作品设计满分 100 分。评分方式为：组内学生评价占 30%；全体学生评价占 30%；教师评价占 40%。作品设计评分要点见作品设计评分表（见表 10 – 6），适用于所有作品设计。

表 10 – 6 作品设计评分表

项目	理念新颖	元素丰富	作品完整	价值正向	备注
权重	0.1	0.3	0.3	0.3	

5. 终结性评价标准

围绕"五育融合"课程创新创业教育目标，组织终结性评价，包含期中考试和期末考试两类，采取百分制计分，期中考试占比 15%，期末考试占比 25%，采取纸笔作答。试题形式和内容突出基础性、综合性、应用性和创新性，通过设计开放性、探究性试题以及非标准答案的试题，在考查专业知识的基础上，引导学生多角度认识问题，鼓励学生主动思考、发散思维，考查和培养学生的探究意识和独立思考、创新能力。

（三）评价结果计算

根据《山东协和学院"五育融合"大学生创新创业指数综合测评办法》，计算"五育融合"课程创新创业基础指标达成度和学生创新创业基础指标达成度。

（四）评价结果使用

教师针对达成度低的分项指标进行全面分析，从教学目标设计、教学方法使用、教学环境创设、教学活动组织、学生学情等方面撰写教学反思，优化教学设计，持续改进教学，提高课程教学质量。围绕学生个体达成度低的分项指标进行系统分析，从学生学习态度、学习习惯、学习方式等方面分析原因，对学生进行个性化辅导，引导学生增强创新精神，树立创业意识，提高创新创业能力。

参 考 文 献

［1］习近平:《在北京大学师生座谈会上的讲话》，载于《人民日报》
2018 年 5 月 3 日。

［2］习近平:《在全国教育大会上的讲话》，载于《人民日报》2018 年
9 月 11 日。

［3］习近平:《习近平总书记教育重要论述讲义》，高等教育出版社
2020 年版。

［4］《国务院关于深化高等学校创新创业教育改革的实施意见》，中华
人民共和国中央人民政府网站，2015 年 5 月 13 日，http：//www. gov. cn/
zhengce/content/2015 – 05/13/content_9740. htm。

［5］《国务院关于推动创新创业高质量发展打造"双创"升级版的意
见》，中华人民共和国中央人民政府网站，2018 年 9 月 26 日，http：//
www. gov. cn/zhengce/content/2018 – 09/26/content_5325472. htm。

［6］曾庆、梁嘉欣:《基于双创学院的康复治疗学本科学生创新创业能
力培养模式探索》，载于《康复教育》2021 年第 36 期。

［7］马永斌、柏喆:《大学创新创业教育的实践模式研究与探索》，载
于《清华大学教育研究》2015 年第 36 期。

［8］赵颖:《大学生创新创业能力培养的理念转变与策略调整》，载于
《中国高校科技》2018 年第 11 期。

［9］徐守宇、解光尧:《面向康复治疗学本科生创新能力培养的多维实
践平台建设》，载于《中国高等医学教育》2014 年第 4 期。

［10］陈海龙、董静:《康复医学专业学生创新创业思维训练方法探
讨》，载于《管理观察》2019 年第 33 期。

［11］韩立:《大学生创新创业能力现状及培养路径》，载于《中国高校

科技》2017 年第 1 期。

[12] 唐根丽、王艳波：《大学生创新创业能力培育路径研究》，载于《四川理工学院学报（社会科学版）》2011 年第 26 期。

[13] 李文静：《大学生创新创业人才培养体系探析》，载于《中国高校科技》2016 年第 12 期。

[14] 李洋、杨心婷：《基于就业形势探讨南京医科大学康复治疗学专业学生就业指导新方向》，载于《中国康复医学杂志》2019 年第 34 期。

[15] 张小玉、张梅：《高校大学生创新创业能力培养策略研究》，载于《学校党建与思想教育》2019 年第 21 期。

[16] 任静、张桐赫：《康复教育中关于双创教育与专业教育有效融合的探析》，载于《卫生教育》2019 年第 17 期。

[17] 王伟：《创新创业教育融入专业教育机制创新研究》，载于《黑龙江教育学院学报》2019 年第 1 期。

[18] 秦婕、程晖：《"双创"视域下运动康复与健康专业人才校企合作培养模式探析》，载于《体育世界》2019 年第 2 期。

[19] 陶科、雷蕲灿：《基于创新模块化教学对高职高专康复工程人才培养的研究与实践》，载于《中国多媒体与网络教学学报》2020 年第 11 期。

[20] 黄凌、胡梅玲、兰龙耀：《创新创业类课程的线上线下混合教学模式研究》，载于《吉林农业科技学院学报》2020 年第 2 期。